Vera Wagner

Powerpilz

Cordyceps

Immun-Booster
Virenkiller
Tumorhemmer

amadeus-verlag.com

Amadeus Verlag GmbH & Co. KG
Birkenweg 4
74579 Fichtenau
Fax: 07962-710263
www.amadeus-verlag.com
Email: amadeus@amadeus-verlag.com

Druck:
CPI – Ebner & Spiegel, Ulm
Satz und Layout:
Jan Udo Holey
Umschlaggestaltung:
Amadeus Holey

ISBN 978-398562-013-5

Inhaltsverzeichnis

„Was nützt mir der Erde Geld? Kein kranker Mensch genießt die Welt!“

Johann Wolfgang von Goethe

Auf den Punkt

Cordyceps, der Powerpilz

Der chinesische Vitalpilz *Cordyceps*, auch *Raupenpilz* oder *Puppenkernkeule* genannt, wird seit langem in der Volksmedizin von Nepal und Bhutan und in der *Traditionellen Chinesischen Medizin* (TCM) als stärkendes Tonikum und zur Behandlung verschiedener Beschwerden eingesetzt, in Asien ist er ein anerkanntes und hochgeschätztes Phyto-Therapeutikum. In China wird Cordyceps in der offiziellen Liste der chinesischen Heilmittel aufgeführt, die Regierung hat ihn zur Verwendung in Kliniken freigegeben. Cordyceps gehört zu den Adaptogenen, die den Organismus ohne oder nur mit geringen Nebenwirkungen unterstützen und ihm helfen, wieder ein stabiles Gleichgewicht zu erreichen.

Jahrtausendelange therapeutische Erfahrung und wissenschaftliche Untersuchungen haben gezeigt, dass Cordyceps insbesondere vitalisierend wirkt, außerdem immunstärkend, leistungs- und konzentrationsfördernd sowie aphrodisierend. Erwiesen ist auch seine entzündungshemmende, antivirale und entgiftende Wirkung und seine positive Wirkung auf Atmung und Herz-Kreislauf-System. In-Vitro- und Tierstudien sowie einzelne therapeutische Erfahrungen zeigten auch eine tumorhemmende Wirkung.

Während in Asien nach alter Tradition meist getrocknete Cordyceps-Raupen angeboten werden, ist Cordyceps in den USA und Europa als Superfood vor allem in Form von Pulver, Tabletten oder Kapseln auf dem Markt. Die Wirksamkeit all dieser Produkte hängt von der Reinheit der Inhaltsstoffe und vom Cordycepin-Gehalt ab und ist deshalb nicht immer gewährleistet. Eine Marktneuheit ist eine Schmelztablette, basierend auf Cordyceps-Extrakten, die dank eines speziellen Herstellungsverfahrens eine hohe Konzentration des Wirkstoffes Cordycepin aufweist. Diese Rezeptur führt zu einer maximalen Bioverfügbarkeit, weil keinerlei Inhaltsstoffe auf dem Weg durch Leber, Niere und Verdauungstrakt verloren gehen. Das Cordycepin wird bereits über die Mundschleimhaut in den Blutkreislauf aufgenommen.

Vorwort

Beginnen möchte ich das Vorwort mit einer Begegnung vor vielen Jahrzehnten mit einem Menschen, der in näherer Umgebung meiner Praxis lebte und mich wegen eines gesundheitlichen Problems aufsuchte. Nach der Anamnese, Untersuchung und Besprechung hatte ich ihm eine Kombination von zwei Pilzen empfohlen. Daraufhin antwortete er: *„Ich habe Pilzen mein Leben zu verdanken, ich habe nie welche gegessen."*

Diese Aussage zeigt das frühere Verständnis und Angst vor Pilzen. Pilze brachte man immer pauschal mit den giftigen Pilzen in Verbindung oder wurden als diätisches Lebensmittel genommen. Über die medizinische Wirksamkeit und Nutzen war lange Jahre wenig bekannt.

Pilze sind entwicklungsgeschichtlich eng mit dem Menschen verbunden und haben sich sehr spät vom Menschen getrennt. Aus diesem Grund sind viele Inhaltsstoffe mit denen eines Menschen identisch und somit für uns präventiv und therapeutisch nutzbar. Auch im Zeitraffer der menschlichen Entwicklung haben viele Pilze bei Schamanen einen wichtigen Platz eingenommen und waren Mittel zum Zugang zu den Göttern. Heute versucht der Ethnomykologe mit Hilfe des Kulturwissens außerhalb des naturwissenschaftlichen Blicks, die Pilze zu verstehen. In unserer Kultur ist es vor allem der Amanita muscaria (Fliegenpilz), der bei den Stämmen im Norden (Goten, Germanen) eine wichtige Bedeutung hatte. Auch der Fomes fementarius (Zunderschwamm), den man auch bei Ötzi gefunden hat, ist ein Pilz für die Blutstillung und zum Feuermachen, was für die in diesem Zeitalter lebenden Menschen überlebenswichtig war.

Im Buch schreibt Vera Wagner über einen in Asien sehr bekannten Pilz, den *Cordyceps sinensis*, dessen chinesischer Name (dong chong xia cao) eine umgekehrte wörtliche Übersetzung des tibetischen Namens ist und wörtlich „Winterwurm-Sommergras" bedeutet. Den Artnamen *sinensis* erhielt der Pilz von Europäern, weil er zuerst auf chinesischen Märkten gefunden wurde. Die Originalquelle stammt vom Ben Cao Cong Xin (Materia Medica) von Wu Yi-Luo aus dem Jahre 1751.

In meinem Studium der traditionellen und chinesischen Medizin vor fast 30 Jahren kam ich mit den chinesischen Medizinalpilzen das erste Mal in Kontakt und bin seitdem davon begeistert. Als Präventologe setzte ich die Pilze in der Therapie und auch in der Primär-Sekundär sowie in der Tertiärprävention häufig ein. Der Cordyceps sinensis ist ein Pilz mit erstaunlicher Wirkung und ist vielseitig einsetzbar. Er kann zwar gesunden Menschenverstand nicht ersetzen (die eigene Verantwortung für Geist und Körper) oder Wunder vollbringen, ist aber von großem Nutzen.

Ich wünsche Vera Wagner für ihr Buch viel Erfolg und Gesundheit.

Peter Elster
Gepr. Präventologe und Heilpraktiker

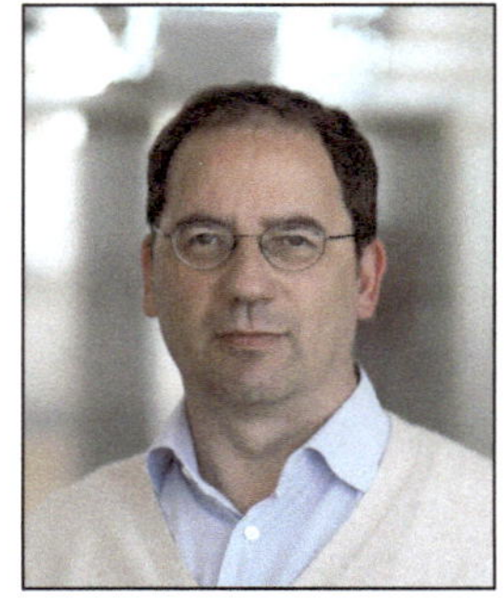

Einleitung

Nein! Die Transformation vom Leidensweg zum Heilungsweg war noch nicht vollzogen, als ich im Dezember 2021 mein Buchprojekt »Wenn das die Patienten wüssten« gemeinsam mit Jan van Helsing abgeschlossen hatte. Ich hatte vieles recherchiert, viele komplementäre Heilmethoden ergründet und selbst ausprobiert, vieles hatte sich bei mir zum Guten gewendet, doch da war immer noch mehr Mangel als Fülle. Mangel an Energie, Mangel an Gelassenheit, Mangel an Zuversicht. Ich war erschöpft, ich war nicht im Gleichgewicht, der Geist war glasklar, der Körper extrem geschwächt. Und just, als es um das gemeinsame Signieren der ersten Auflage des neuen Buches mit Jan ging, was immer ein Event ist, krönender Abschluss eines gemeinsamen Projekts, lag ich darnieder mit einem schweren Infekt, der mich so schwächte, dass er mich beinahe das Leben gekostet hätte. Immer noch stark belastet durch Entzündungen, Toxine und Schwermetalle, entging ich zwei Mal nur mit Antibiotika-Infusionen einer drohenden Sepsis. Es war kein Corona, ich hatte meine Antikörper bestimmen lassen, Resultat „negativ". Es war eine stinknormale Grippe, die mir allerdings in meinem angeschlagenen Zustand nach der ersten chirurgischen Kiefersanierung schwer zusetzte.

In einem Interview mit dem YouTuber Charles Fleischhauer formulierte ich es spontan: *„Nach dem Buch ist vor dem Buch."* Doch weil so viele – oft verzweifelte – Leserzuschriften und -anfragen mich in meiner Kritik an unserem „Gesundheits"-System bestätigten, hielt das, was meine Berufung ist, mich wohl am Leben: Menschen zu begleiten auf dem Weg zur Heilung, ihnen Möglichkeiten aufzuzeigen, ihnen

Informationen über komplementäre Therapien und Kontakte zu Therapeuten zu geben. Das war es, was meine Seele auch in Zeiten tiefster Dunkelheit leuchten ließ. Und so ging die Reise weiter, eine Reise voller Erkenntnisse und göttlicher Fügungen – für mich und all die Menschen, deren größter Wunsch es ist, endlich heil zu sein. Eine Erkenntnis war, dass mein Kiefer immer noch ein Giftfass kurz vor dem Überlaufen war. Unbemerkt hatten in meiner Mundhöhle über viele Jahre stumme Herde geschwelt, verursacht durch tote Zähne, Amalgamfüllungen, schlecht verheilte Wunden nach Extraktionen und metallhaltigen Zahnersatz. Der Kieferknochen war entzündet, die Mundhöhle zum Nährboden für chronische Krankheiten geworden, und meinem Immunsystem ging die Puste aus, nach der ersten chirurgischen Sanierung eines Teilbereichs kollabierte es. Weitere, dringend notwendige OPs hätte ich in diesem Zustand nicht überlebt. Mit jedem Tag zeigte sich allerdings deutlicher, dass der „Brandherd“ in meiner Kieferhöhle dringend gelöscht werden musste.

Eine weitere Erkenntnis, die ich schon in »Wenn das die Patienten wüssten« formuliert hatte, zeigte sich immer deutlicher: Heilung ist nur auf allen Ebenen möglich – Körper, Geist und Seele. Meine wundervolle Freundin Anneliese hatte mir ein Buch empfohlen: »Lichtbahnen Selbstheilung von Trudi Thali«[1].

Drei Sätze sollten zu Leitsätzen auf meinem weiteren Weg werden:

- *„Echte Heilung geschieht aus dem Licht – der wahren Quelle von Lebenskraft.“*
- *„Echte Heilung liegt in einer harmonischen Versorgung des Körpers mit Licht und Lebensenergie.“*

- *„Die Seele ist ein lichtvoller Energiekörper, und nur dank dem heilenden Strömen bleibt der Körper lebendig und gesund."*

Ich praktizierte täglich die Lichtbahnen-Selbstheilung, die ihre Wurzeln in der TCM hat. Durch die Stimulierung der Meridiane wird die Lebensenergie harmonisiert, und die Selbstheilungskräfte im Körper werden aktiviert. Ich sammelte buchstäblich meine letzten Kräfte und machte mich auf den Weg: weitere chirurgische Kiefersanierungen binnen kurzer Zeit, die – jetzt werden Sie sich vielleicht wundern – von einem erfahrenen Schulmediziner durchgeführt wurden, einem Professor der Zahnheilkunde, der sich auf die Sanierung von Störfeldern im Kiefer spezialisiert hat. Dabei wurde ich von einer Heilpraktikerin kompetent begleitet. Schulmedizin und komplementäre Heilkunde Hand in Hand, das war eine neue, bereichernde Erfahrung.

Es gab einen weiteren treuen Begleiter auf dieser Reise zurück in meine Kraft, der ebenfalls seine Wurzeln in der TCM hat: Nach meinem ersten Interview mit Charles Fleischhauer machte ich Bekanntschaft mit einem „Alchemisten der Neuzeit", der in seinem Labor Tradition und Moderne verbindet. Dieser wiederum stellte den Kontakt her zum Hersteller des Cordyceps-Nahrungsergänzungsmittels, der zu dem Zeitpunkt einen Autor für ein Buch über den Vitalpilz suchte. Ich recherchierte, war fasziniert vom therapeutischen Potenzial und sagte zu, obwohl noch vier(!) Operationen vor mir lagen. Ich hatte schon Vitalpilze eingenommen, Reishi in Kapselform, Chaga als Tee, hatte aber keine nennenswerte Wirkung verspürt. Möglicherweise, weil mein Körper zu stark belastet war. Vielleicht war auch die Dosierung zu schwach. Die regenerierende, vitalisierende und (immun)stärkende Wirkung des Cordyceps war jedenfalls etwas, das ich nach allem, was hinter mir und noch vor mir lag, gut brauchen konnte.

Ja! Das Ziel ist erreicht, die Transformation fast vollständig vollzogen, und ich bin allen dankbar, die mich auf diesem Weg begleitet haben. „Nach dem Buch“ ist nun tatsächlich „nach dem Buch“ bzw. „vor dem nächsten Buch“. 😉 Bei diesem neuen Projekt fühlt sich alles anders an. Statt Erschöpfung volle Kraft voraus! Ich schreibe mit einem Lächeln im Herzen und aus dem Wunsch heraus, dass dieses Buch Ihnen wertvolle Informationen an die Hand geben möge in äußerst anspruchsvollen Zeiten.

Mit den besten Wünschen für Heilung auf allen Ebenen!

Ihre *Vera Wagner*

„Nur die Gegensätze lehren einen die Welt kennen: Wer nicht ums Dunkel weiß, kann das Licht nicht erkennen.“

Japanische Weisheit

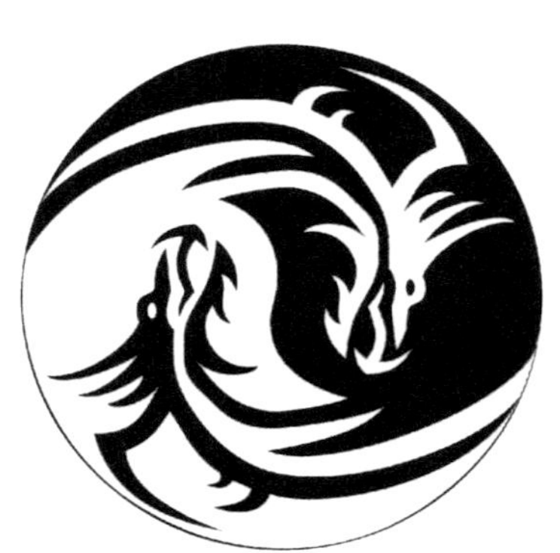

Abb. 1: Yin und Yang in der fernöstlichen Philosophie

Kapitel 1
Gesund alt werden – Leben nach dem Dao

Dialog zwischen dem Gelben Kaiser und dem Leibarzt Qi Bo

Von 2.696 bis 2.598 v.Chr., also vor fast 5.000 Jahren, soll der Gelbe Kaiser das Reich der Mitte für 99 Jahre(!) regiert haben, er gilt heute als Begründer der chinesischen Kultur. Es heißt, Huáng Dì sei mit einem überragenden Geist ausgestattet gewesen. Der Legende nach begann er früh zu sprechen, als junger Mann hatte er eine schnelle Auffassungsgabe und einen scharfen Verstand. Die Zeit seiner Herrschaft wird beschrieben als eine Zeit der Blüte, gekennzeichnet von einer stabilen Gesellschaft und einer sich entfaltenden Kultur, eine Zeit, in der viele Erfindungen und Innovationen gemacht wurden – vom chinesischen Kalender über Waffen, Schriftzeichen, Musik, Seidenraupenzucht bis hin zur Medizin. Der Gelbe Kaiser gilt als Erfinder der chinesischen Astrologie und schrieb eines der wichtigsten Werke über die chinesische Medizin, das »Huangdi Neijing«. Wahrscheinlich ist dieses medizinische Fachwerk erst um 200 v.Chr. entstanden und wurde von mehreren Autoren geschrieben.[2] Es bildet bis heute die Grundlage bei der Ausbildung in der TCM und des modernen Qi Gong und wurde von der UNESCO in die Liste des Weltdokumentenerbes aufgenommen.

Es enthält auch Gedanken über einen uralten Menschheitstraum: Den Wunsch nach einem langen, glücklichen Leben in Gesundheit, wie der Dialog des Gelben Kaisers mit seinem himmlischen Meister Qi Bo zeigt. Huáng Dì stellt Qi Bo folgende Frage:

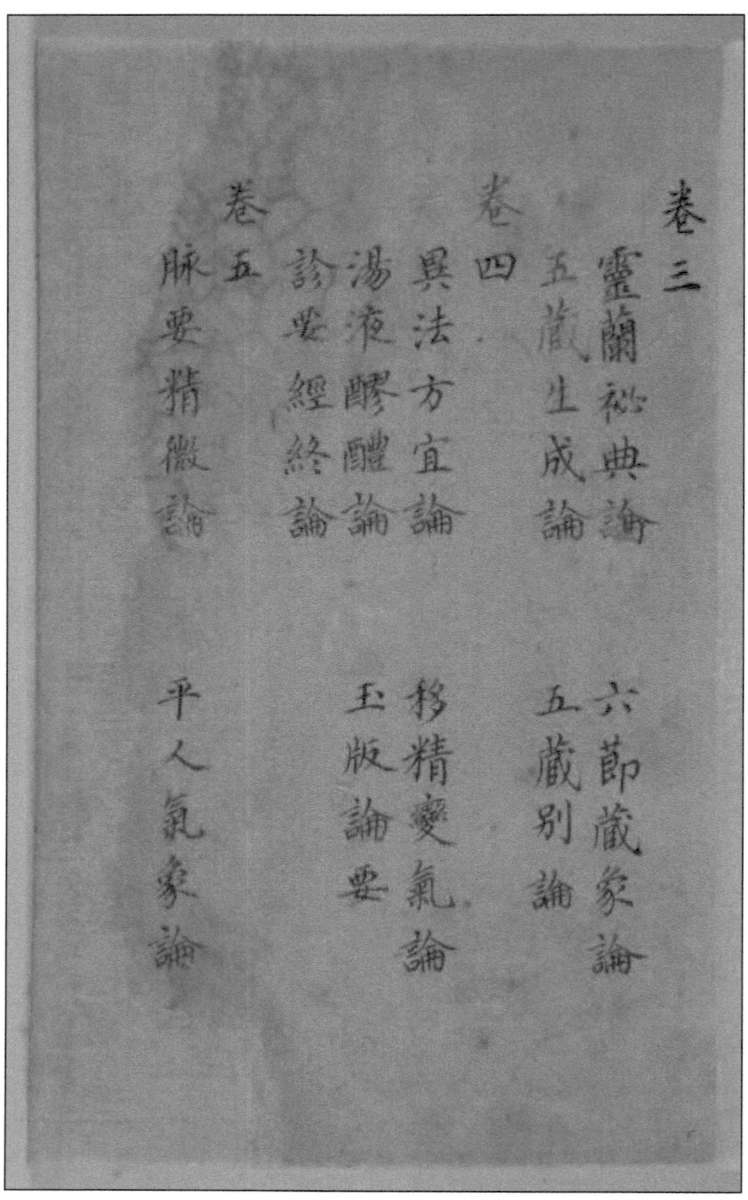
卷三
靈蘭秘典論　六節藏象論
五藏生成論　五藏別論
卷四
異法方宜論　移精變氣論
湯液醪醴論　玉版論要
診要經終論
卷五
脈要精微論　平人氣象論

Abb. 2: Huangdi Neijing – das Grundlagenwerk der TCM

„Ich habe gehört, dass in alten Zeiten die Menschen über 100 Jahre wurden und dabei aktiv blieben, ohne hinfällig zu werden. Heute jedoch erreichen die Menschen nur die Hälfte ihrer Jahre und werden frühzeitig hinfällig und schwach. Haben sich die Zeiten geändert oder liegt es daran, dass der Mensch heute die Gesetze der Natur missachtet?"

Qi Bo antwortete: *„In alten Zeiten lebten die Menschen nach dem Dao. Sie richteten ihr Leben nach den Gesetzen von Yin und Yang aus und lebten im Einklang mit zahlenmäßigen Berechnungen. Sie mäßigten sich im Essen und Trinken, ihre Wach- und Schlafperioden waren geregelt und ausgeglichen. So hielten die Menschen des Altertums Leib und Seele zusammen und konnten ihre Lebensspanne vollständig erfüllen. So konnten sie 100 Jahre alt werden. Die Menschen heute sind anders: sie trinken übermäßig Alkohol und leben leichtsinnig und rücksichtslos. Sie üben Geschlechtsverkehr in betrunkenem Zustand aus und erschöpfen damit ihre vitale Essenz (Jing). Sie wissen nicht, wie sie in innerem Frieden leben und ihren Geist (Shen) pflegen können. Ihre ganze Aufmerksamkeit ist darauf ausgerichtet, ihren Leidenschaften nachzugehen. So beschneiden sie sich selbst von den Freuden eines langen Lebens. Ihr Aufstehen und Schlafen ist ohne Regelmäßigkeit. Deshalb erreichen sie nur die Hälfte ihrer Lebensspanne und werden früh hinfällig. Im Altertum wurden die Anweisungen der Weisen befolgt. Diese betonten wiederholt, dass zu bestimmten Zeiten üble Einflüsse (Xie Qi) und Leere-Winde zu meiden seien.*

Diese Weisen waren gelassen und mit allem zufrieden, und ihre ursprüngliche Lebenskraft (Yuan Qi) blieb ihnen erhalten. Sie bewahrten ihre Essenz und ihren Geist (Jing Shen) gut auf. Wie konnten sie da jemals krank werden? Sie zähmten ihren Ehrgeiz und mäßigten ihre Leidenschaften. Ihr Herz war in Frieden und ohne Furcht. Ihr Körper konnte schwer arbeiten und wurde trotzdem nicht müde. Ihr Geist befand sich im Einklang mit der Natur, so war alles ihren Wünschen entsprechend, und sie lebten in vollster Zufriedenheit. Ihr Essen schmeckte ihnen, ihre Bekleidung genügte ihnen, sie waren glücklich in allen Lebenslagen. Es war ihnen egal, ob ein Mensch von vornehmer oder niedriger Herkunft war. Man kann sagen, diese Leute hatten ein reines Herz. Keine Begierden konnten die Augen solcher Menschen blenden, ihr Geist wurde nicht durch exzessives Verhalten verwirrt. In solch einer Gesellschaft gab es keinen, der irgendetwas zu befürchten hatte, egal, ob er klug oder dumm, tugendhaft oder verdorben war. Denn sie alle lebten in Harmonie mit dem Dao, dem rechten Weg. Auf diese Weise konnten die Menschen des Altertums über 100 Jahre alt werden und aktiv bleiben, ohne hinfällig zu werden. Das lag einfach daran, dass ihre Wirkkraft vollständig erhalten blieb und niemals gefährdet war.“[3]

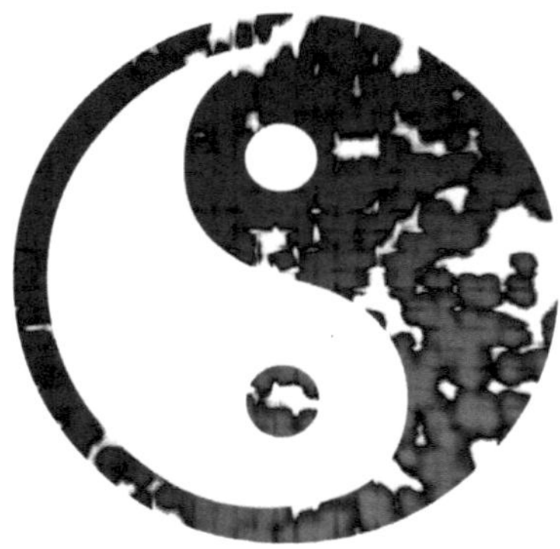

Abb. 3: Yin und Yang in Harmonie, Voraussetzung für ein langes, gesundes Leben.

Kapitel 2
Cordyceps, der Power-Cocktail

„Da flehen die Menschen die Götter an um Gesundheit, und wissen nicht, dass sie in ihren eigenen Händen liegt.“

Demokrit, ca. 460-371 v.Chr.

In der westlichen Welt bleibt der Wunsch nach einem langen, erfüllten Leben in Gesundheit, wie es der Gelbe Kaiser beschrieben hat, für viele Menschen ein Traum. In der westlichen Welt werden wir zwar immer älter, aber auch immer kränker. In der westlichen Welt leben wir nicht in einem Gesundheits-, sondern in einem Krankheitssystem. Die moderne Medizin hat ein Arsenal von Pillen gegen unzählige Gebrechen entwickelt. Die moderne Medizin betrachtet den Körper getrennt von Seele und Geist – als Maschine, als Sammelsurium von Teilen, die, wenn sie nicht funktionieren, wie in einer Kfz-Werkstatt repariert oder ausgewechselt werden. Die westliche Medizin hat etwas aus den Augen verloren, was in der *Traditionellen Chinesischen Medizin* (TCM) von großer Bedeutung ist: den ganzheitlichen Blick. In der altchinesischen Heilkunde liegt der Focus nicht auf einzelnen Symptomen, es geht vielmehr darum, Körper, Geist und Seele in Harmonie zu halten und dadurch Qi, die Lebensenergie, zu stärken. Dazu gehört das richtige Maß zwischen Aktivität und Ruhe, gesunder Nahrung, ausreichend Schlaf und Bewegung – also eine bewusste Lebensführung gemäß dem Prinzip des Daoismus: *„Man muss wirken auf das, was noch nicht da ist. Man muss ordnen, was noch nicht in Verwirrung ist.“*[1]

In Harmonie mit dem Dao, dem rechten Weg, gesund alt zu werden, wie im chinesischen Medizinklassiker »Huangdi

Neijing« beschrieben, ist zu einer großen Herausforderung geworden. In den meisten sogenannten Industrieländern nimmt ein 65-Jähriger heute jeden Tag durchschnittlich sechs verschreibungspflichtige Medikamente ein.[2]

In vielen Fällen geht es nur noch darum, den Tod in Schach zu halten, Nebenwirkungen werden in Kauf genommen, dagegen kann man ja wieder andere Pillen einnehmen. Doch warum sind so viele, auch junge Menschen chronisch erschöpft und werden chronisch krank? Weil wir in einer toxischen Zeit leben. Umweltbelastung, Krisen, Missstände, Angst und Panikstimmung fordern ihren Tribut. Die eigentliche Krankheit heißt Entfremdung. Entfremdung von unseren Gefühlen, unserem Körper, unserem Geist – keine gute Voraussetzung für ein glückliches, langes, gesundes Leben. Es ist ein Stillstand. Aus Sicht der TCM stagniert das Qi, der Fluss der Energie ist durch Blockaden ins Stocken geraten.

2.1. Qi – die Wurzel des Lebens

„Qi ist die Wurzel des menschlichen Lebens.“

Nan Jing Jiao Shi

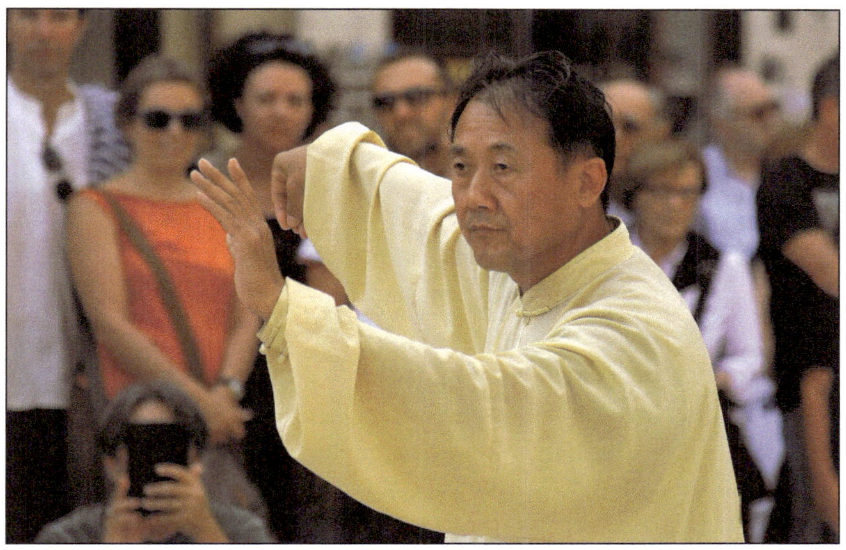

Abb. 4: Kampfkunst Tai Chi – der Weg zu einem friedlichen Geist

Qi könnte man mit *Energie*, *Luft*, *Wind*, *Lebenskraft* oder *Substanz des Lebens* übersetzen. Im Christentum gibt es den *Äther*, den *Atem Gottes*, der das Leben einhaucht. Viele alte Kulturen kennen das *Qi*, bei den Indern heißt es *Prana*, bei den Japanern *Ki*, in Tibet *Lung*, auf hebräisch *Ruach*. Nach der alten Lehre bewegt sich das Qi auf einer Art Leitungs- oder Energiebahnen, Meridiane genannt. Qi kann heilsam sein, aber auch zerstörerisch, je nachdem, wie es fließt. Fließt es frei, hat es eine positive Wirkung auf alle Systeme im Organismus. Stockt der Qi-Fluss aufgrund von Blockaden, entstehen Störungen, Fehlfunktionen, Krankheiten.

- Qi besteht aus verschiedenen Anteilen von Ying und Yang.
- Qi verdaut, verteilt, hebt, senkt, schützt, wärmt, kühlt, erzeugt Emotionen.
- Qi wird beeinträchtigt durch Traumata, Mangel an Bewegung, falsche Atmung, schlechte Haltung, e-smog, Stress und Überanstrengung.[3]

Die Herausforderung unserer Zeit ist, Störfaktoren, die wir nicht ausschalten können, so gut wie möglich zu meistern. Es liegt in unserer Hand! Zwar können wir der Evolution kein Schnippchen schlagen und Gevatter Tod nicht entgehen, doch statt von vielen chronischen Leiden geschwächt und am Ende in Pflegeeinrichtungen abgefüllt mit Medikamenten und minderwertigen Mahlzeiten einem unwürdigen Ende entgegen zu dämmern, haben wir die Chance, glücklich und gesund zu leben und zu sterben. Dafür benötigen wir das Wissen um natürliche Substanzen, die uns stärken und unterstützen können – Substanzen, die uns, wenn die Lebensenergie vor der Zeit erschöpft ist, etwas von der verlorenen Kraft und Gesundheit zurückgeben können. Vitalpilze enthalten eine Fülle solcher Substanzen.

Das Heilen mit Pilzen hat eine Jahrtausende alte Tradition: Ötzi, der Mann aus dem Eis, hatte vor 5.000 Jahren auf seiner Wanderung über die Alpen Heilpilze im Gepäck, den Zunderschwamm und den Birkenporling. Wissenschaftliche Untersuchungen des 21. Jahrhunderts bestätigen uraltes Wissen: Pilze sind ein Superfood, sie sind voller wichtiger Antioxidantien, Nährstoffe, Vitamine, Mineralstoffe, Spurenelemente, Eisen und Selen. Sie enthalten fast so viele B-Vitamine wie

Fleisch, darunter B_1, B_2, B_3, B_9 und B_{12}. Ein guter B-$_{12}$-Spiegel beispielsweise ist eine wichtige Voraussetzung für eine funktionierende körpereigene Abwehr – inzwischen leiden viele Menschen unter einem Vitamin-B-Mangel. In Zeiten starker Beanspruchung kann ein Mangel an B_{12} lebensbedrohlich werden. Worüber wohl kaum ein Arzt seinen Patienten aufklärt: Vollnarkosen und Betäubungsmittel sind B_{12}-Räuber, sie verbrauchen 60% des Vitamin-B_{12}-Speichers.[4] Auch deshalb ist man nach Operationen oft extrem geschwächt und anfällig. Wird der Mangel nicht erkannt und behoben, kann das in einen Teufelskreis führen von starker Erschöpfung über Nervenschäden, Entzündungen, Blutarmut bis hin zur Immunschwäche.

In China haben Vitalpilze als sanfte Medizin mit ganzheitlicher Wirkung einen festen Platz im Apothekenschränkchen der Natur, und in der chinesischen Medizin ist es selbstverständlich, Vitalpilze präventiv als Stärkungsmittel in Form von Tees, Dekokten (Abkochungen), Pulvern etc. einzunehmen, bevor krankhafte Entgleisungen sich überhaupt manifestieren können. Die meisten therapeutisch wirksamen Pilze stützen das Immunsystem. Der wertvollste und angesehenste asiatische Vitalpilz überhaupt ist der Powerpilz Cordyceps, der dank vieler wertvoller Inhaltsstoffe stark vitalisierend und zellregenerierend wirkt.

2.2. Nebennierenschwäche

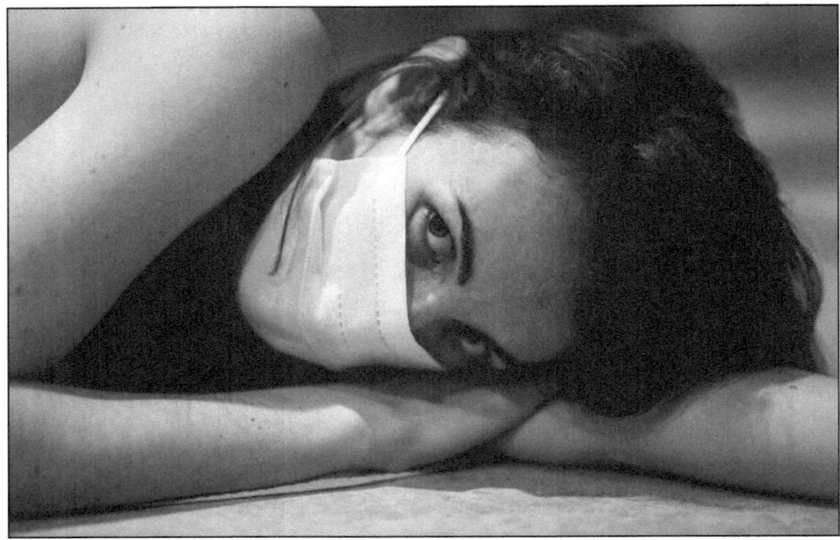

Abb. 5: Ständiger Stress schwächt die Nebennieren

Die Nebennieren sind zwei kleine Drüsen oberhalb der Nieren, die Hormone produzieren. Das Nebennierenmark, das hauptsächlich aus Nervenzellen besteht, stellt die Botenstoffe Adrenalin und Noradrenalin her, die in Alarmsituationen fit machen für Kampf oder Flucht. Die Nebennierenrinde produziert das Stresshormon Cortisol und das Blutdruckhormon Aldosteron, das den Natrium- und Kaliumhaushalt regelt. Außerdem produziert die Nebenniere kleine Mengen Sexualhormone. Was in der TCM als Qi-Mangel oder -schwäche betrachtet wird, bezeichnet man in der westlichen Medizin als Nebennierenschwäche oder -erschöpfung – die hat sich inzwischen zur Volkskrankheit entwickelt und ist eine nicht zu unterschätzende Gefahr für die Gesundheit. Die Nebennieren sind – um es mit den Worten des Mediziners Berndt Rieger auszudrücken – *„die Drüsen des Kampfes, der Vitalität und der Stress-Resistenz. Die meisten von uns machen im Laufe ihres Lebens mit einer Nebennierenstörung Bekanntschaft, sofern wir uns dauernd überfordern. Unsere Kerze brennt an beiden Enden, und irgendwann brennen wir aus. Das Brennen der Kerze an beiden Enden ist für die meisten von uns die Nebennierenreizung, eine Überfunktion, die als Antwort auf ein Übermaß an Stress auftritt. Das Cortisol morgens wird hoch gemessen, und oft ist auch nachts das Cortisol schon erhöht aufgrund dieser Überanstrengung.“*[5]

Werden wir permanent mit „Kampf-oder-Flucht-Reizen“ bombardiert, hat der Parasympathikus keine Chance mehr, uns in einen Entspannungs-Modus zu bringen – wir geraten in eine Dauer-Stress-Schleife, die fatale Folgen hat. Bei einem andauernd hohen Stresspegel sind die Nebennieren nämlich nicht mehr in der Lage, ausreichende Hormonmengen zu produzieren, vor allem das Cortisol. Je mehr Stress, desto niedriger der Cortisol-Grundpegel, und das macht letztlich schwach und krank. Stress ist der Hauptauslöser einer Nebennierenschwäche, doch auch Infektionen wie das Epstein-Barr-Virus, Helicobacter pylori, Parasiten und Bakterien kommen in Frage – Ursachen, die oft unentdeckt bleiben. Wenn die Nebennieren schlapp machen, haben wir das Gefühl, ein Leben auf Sparflamme zu führen und unseren Aufgaben nicht mehr gewachsen zu sein. Wir spüren, dass etwas nicht mehr stimmt, sind nicht mehr belastbar, ständig müde, leiden unter diffusen Symptomen, werden anfällig für Infekte, weil uns Cortisol nicht mehr so gut davor schützt. Die Harnblase wird nervös, davon wachen wir nachts häufig auf, was sich wiederum auf die Schlafqualität auswirkt, der Körper kann nicht regenerieren, und so erwachen wir morgens „wie gerädert" – ein Teufelskreis. Den schleichenden Abbauprozess, der mit erschöpften Nebennieren einhergeht, beschreibt die Medizinerin Anne Fleck in ihrem Buch »Energy!« so:

1. Alarmphase. Kampf und Flucht. Die Nebenniere schüttet die Stresshormone Adrenalin und Cortisol aus.
2. Anpassungs- oder Widerstandsphase. Bleibt der Stress länger bestehen, machen die Nebennieren Überstunden, schütten immer mehr Cortisol und Adrenalin aus, damit der Körper leistungsfähig bleibt. Nun bahnt sich eine Nebennierenerschöpfung an.
3. Erschöpfungsphase. Die Produktion der Stresshormone verebbt, unsere geistige und körperliche Belastbarkeit sinkt rapide, der Körper verliert die Fähigkeit zur Homöostase, d.h., alle Systeme in gesunder Balance zu halten. Das wiederum kann chronische Entzündungen, Autoimmunprozesse, Übergewicht, Schmerzsyndrome und vieles mehr auslösen, das Immunsystem wird geschwächt, das macht anfällig für Infektionen, toxische Belastungen, Entzündungsreaktionen. In diesem Stadium ist auch die Gefahr eines Herzinfarktes erhöht, kurzum: Alarmstufe rot![6]

Der Weg aus dem Teufelskreis: Eine Lebensumstellung, bei der Sie durch Entspannungstechniken wie Yoga oder Meditation dafür sorgen, nicht im Kampf-Flucht-Modus hängenzubleiben – eine Ernährungsumstellung, bei der starke Blutzuckerschwankungen vermieden werden. Empfehlenswert sind Lebensmittel mit einem niedrigen glykämischen Index, also wenig Kohlenhydrate, zuckerhaltige LEBENSmittel, Kaffee und Alkohol. Um zu funktionieren, brauchen die Nebennieren eine regelmäßige Zufuhr nährstoffreicher LEBENSmittel, und da sind Mikronährstoffe ein wichtiger Baustein. Wenn Sie schon länger im „Reserve-Modus" laufen, werden Sie um Nahrungsergänzungsmittel nicht herumkommen, wobei der „Wunderpilz" Cordyceps einen wichtigen Beitrag zu Ihrer Regeneration und Revitalisierung leisten kann, denn er steckt voller stoffwechselwirksamer Pflanzenstoffe, die auf vielfältige Art wirken und Sie auf dem Weg zurück in Kraft und Fülle ebenfalls unterstützen können.

2.3. Kraft aus dem Killerpilz

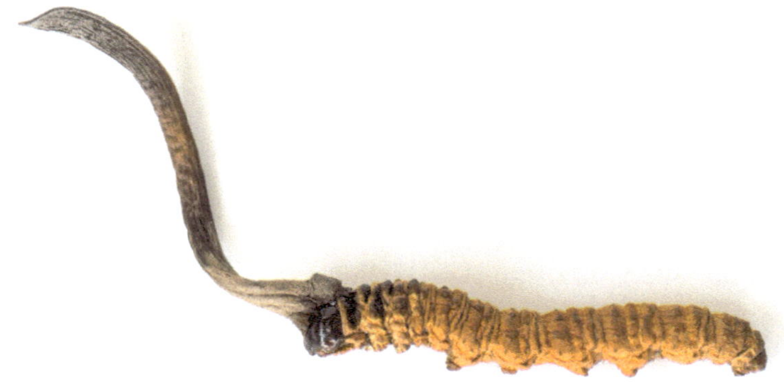

Abb. 6: Cordyceps verleiht Flügel. Der Cordyceps heißt auch Raupenpilz, weil er sich als Parasit eines lebenden Wirtes bemächtigt. Er wächst in den Raupen verschiedener Kleinfalterarten, übernimmt komplett die Kontrolle über sie und wächst dann aus ihrem Kopf heraus.

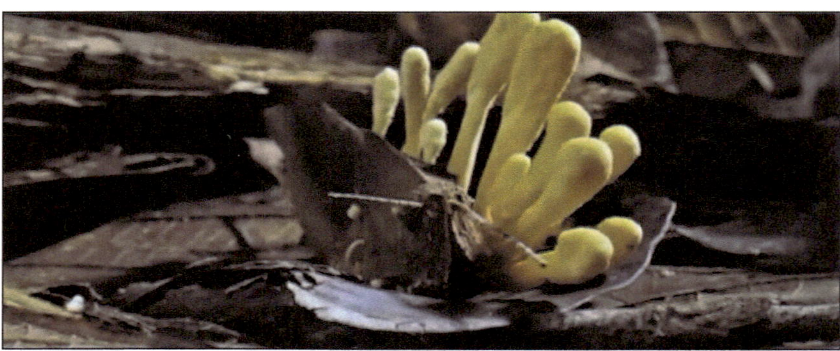

Abb. 7: Von den Tausenden von Cordyceps-Arten hat sich jede auf eine bestimmte Insekten-Spezies spezialisiert. Im tibetischen Hochland sind es die Fledermausmottenlarven.

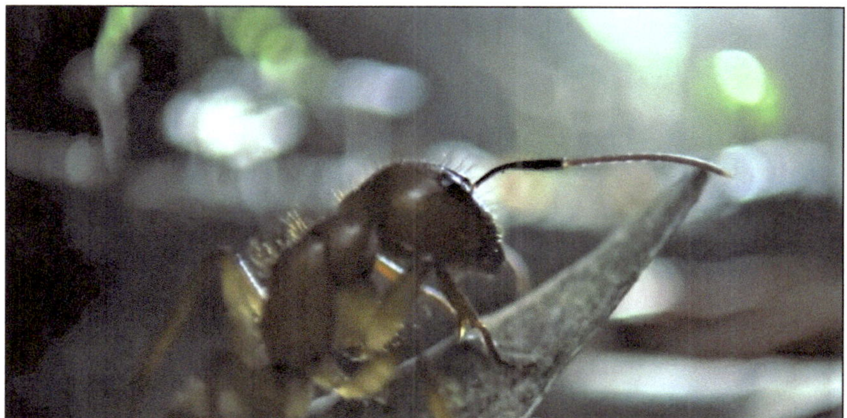

Abb. 8: Im Amazonas übernimmt der Killerpilz die Kontrolle über Ameisen. Dieser Screenshot stammt aus einer spannenden Doku des *National Geographic* im Rahmen der Reihe „*Hostile Planet*" und zeigt, wie der Zombiepilz mit Mind Control, Gedankenkontrolle, eine Ameise zum wehrlosen Opfer macht

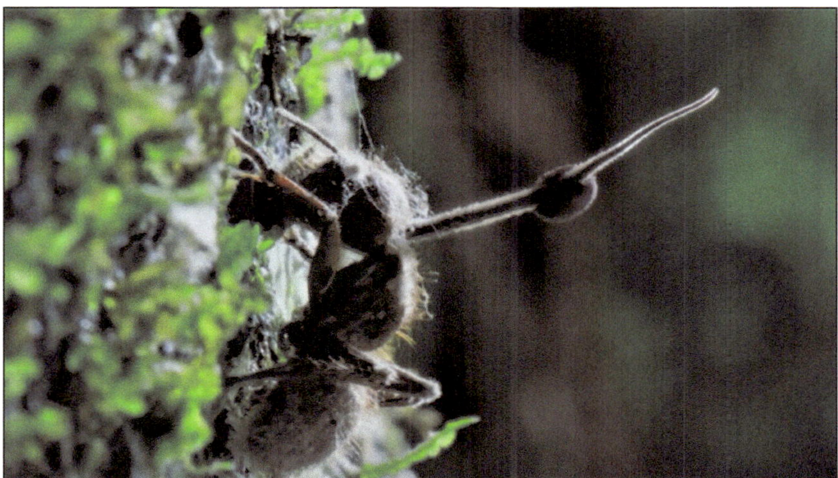

Abb. 9: Ein Netz von Wurzeln hat sich in den Muskeln der Ameise eingenistet. Cordyceps überflutet ihr Gehirn mit Chemikalien, betäubt sie, bezwingt sie, wie fremdgesteuert macht sie sich auf den Weg dorthin, wo die Wachstumsbedingungen perfekt sind für den Parasiten, der in ihr wächst: Wenig Licht und die richtige Menge an Feuchtigkeit. Cordyceps bringt die Ameise dazu, sich mit einem Todesbiss festzuklammern. Nach dreiwöchigem Wachstum kann er seine eigenen Sporen freisetzen und weitere Ameisen infizieren, und der Zyklus beginnt wieder von vorn.

Die wichtigsten Substanzen, die im Cordyceps pharmakologisch identifiziert wurden:

Mineralstoffe und **Spurenelemente**

- Kalium, Zink (Immunsystem, antioxidativ, Zellwachstum), Mangan, Magnesium. Wichtige Vitamine der B-Gruppe, wichtig für alle Stufen der Energieproduktion im körpereigenen Stoffwechsel: Vitamin B_1, B_2, B_3, B_5, $B_{12.}$
- Vitamin K, das für eine gute Blutgerinnung sorgt, die Knochenbildung aktiviert und Arterienverkalkung vorbeugt.

Ballaststoffe aus dem in den Pilzzellwänden enthaltene Chitin.

Ergosterol (= Vorstufe des Vitamin $D_{2,}$ wird nur von Pflanzen und Pilzen gebildet, essenziell für den Körper, wichtig für die Einlagerung von Kalzium in die Knochen-Matrix)

Aminosäuren

- Ydroxyvalin, Arginin, Tryptophan, Lysin, Tyrosin, Alanin, Glutaminsäure, Phenylalanin, Prolin, Histidin

Polysaccharide und **Beta-Glucane**

- hauptverantwortlich für die regulierende Wirkung auf das Immunsystem
- beeinflussen den Säure-Basen-Haushalt des Gewebes
- beim Abbau der Mehrfachzucker entsteht Sauerstoff, der sofort für die Zellen verfügbar ist
- dadurch verbessern sich Herzrhythmus und Fettstoffwechselprozesse

Außerdem enthält Cordyceps Fettsäuren, Kohlenhydrate, Galactomannan, D-Mannitol, Trehalose (Pilzzucker) und Uracil (ein Baustein der DNA).

Triterpene

- hemmen das Zellwachstum
- hemmen die Histamin-Ausschüttung in den Mastzellen (wichtig bei Allergien)
- können die Aggregation (=Verklumpung) der Blutplättchen reduzieren
- antibakteriell
- antiviral
- Leber-entgiftend
- schmerzstillend

L-Tryptophan

- Aus der Aminosäure wird im Gehirn das Glückshormon Serotonin hergestellt.

Adenosin

- Grundbaustein von Adenosintriphosphat (ATP), das ist der Energieträger für die Zellen
- gefäßerweiternd
- verbessert die Blutzirkulation

Cordycepin (eng verwandt mit Adenosin)

- organische Verbindung, die erstmals aus dem *Cordyceps militaris* isoliert wurde
- chemisch ein Abkömmling des Nukleosids Adenosin
- hauptverantwortlich für die tumorhemmende Wirkung

- stimuliert die Aktivität der Makrophagen (Fresszellen) und der natürlichen Killerzellen
- antibakteriell und antiviral
- hemmt Entzündungen und lindert entzündungsbedingte Schmerzen bei Arthrose und Arthritis
- führt nicht wie Antibiotika zu Resistenzen

Cordycepinsäure

- Triterpen mit entzündungshemmenden und stärkenden Eigenschaften[7]

Da Cordyceps den Körper in die Lage versetzt, auch geringe Sauerstoffvorräte optimal zu nutzen, steigt außerdem das Energielevel. Cordyceps gehört, um es mit den Worten von Ulrich Warnke auszudrücken, zu den „*Mastersubstanzen für ein langes Leben*".[8]

2.4. Indikationen im Überblick

1. = durch empirische Erfahrungen bestätigt
2. = durch klinische Studien bestätigt

1. Asthma, Chemotherapie, Depression, Grippe, Erkältungen, Immunschwäche, Schlaflosigkeit, Übergewicht
2. Entgiftung, Entzündung, Erschöpfung, Tumor

Empfohlen bei
Immunschwäche, Entgiftung, Stress, mangelnder Libido, Depression, Erschöpfung, Asthma, Stärkung der Nieren, Hepatitis B und C, Arthrose, Zyklusunregelmäßigkeiten (Wechseljahrbeschwerden), Hypercholesterinanämie (zu hoher Cholesterinspiegel im Blut), Steigerung von Leistungsfähigkeit und Ausdauer, auch im Sport; unterstützend bei Krebsleiden und Chemotherapie.[12]

2.4.1. Immunmodulierend, antioxidativ, vitalisierend

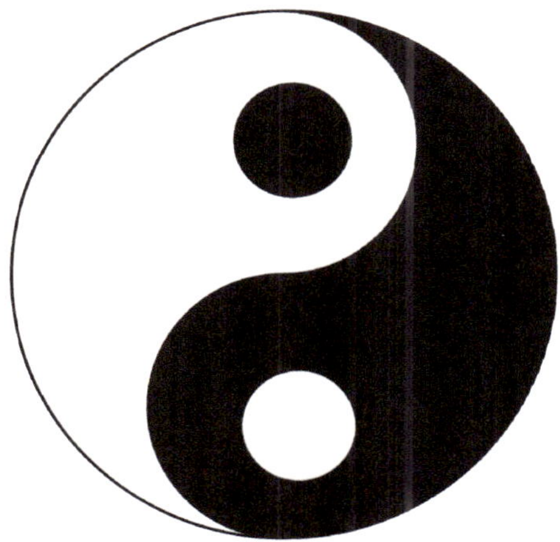

Abb. 10: Alles fließt. In der TCM ist ein Mensch gesund, wenn die Lebensenergie Qi ungestört fließt und Yin und Yang im Gleichgewicht sind.

In der altchinesischen Sprache gab es kein Wort für Krankheit, man verstand darunter eine Disharmonie der körperlichen, seelischen und energetischen Funktionen. Während im Westen großer Wert auf Diagnosen gelegt wird, also die bewertende Zusammenfassung von Symptomen und Befunden, aufgrund derer man eine Krankheit feststellt, geht man in der TCM einen ganzheitlichen Weg und sucht nach den Faktoren, die den Menschen aus dem Gleichgewicht gebracht haben. Die chinesischen Ärzte hatten die Aufgabe, rechtzeitig die Signale zu erkennen, die den Körper und die Seele in Schieflage bringen und krank machen können, sie diagnostizierten beispielsweise einen Yin-Mangel (Erschöpfung) oder einen Yang-Mangel (Kälte, laut TCM einer der sechs krankmachenden Faktoren). Cordyceps gilt als Yin nährendes und Yang verstärkendes Tonikum. Er unterstützt den Körperaufbau (Yin), wie beispielsweise von Zellen, Skelett und Organen, und stärkt die Körperfunktionen (Yang), wie zum Beispiel die Energieproduktion in den Mitochondrien.

Cordyceps unterstützt aus Sicht der TCM insbesondere das Organ, das unsere gesamte körperliche und psychische Energie speichert: die Niere. Der Vitalpilz schenkt Kraft, Ausdauer, geistige Stärke und wird in der chinesischen Medizin bis heute als stärkendes Tonikum bei Erschöpfungs- und Schwächezuständen eingesetzt.

- Cordyceps nährt das Lungen-Yin (obere Hitze, bei einem schwachen Lungen-Yin ist auch das Immunsystem schwach, das macht anfällig für Infekte und Erkältungen)
- tonisiert das Nieren-Yang (untere Kälte, Nieren-Yang-Mangel ist physiologischer Teil des Alterungsprozesses ab dem 50. Lebensjahr)
- tonisiert das Qi, nährt die Essenz, löst Schleim[13]

Mit zunehmendem Alter wird das Immunsystem immer schwächer. Der Körper wird anfälliger für Infekte, weil er nicht mehr in der Lage ist, genügend Antikörper zu bilden. Der natürliche Alterungsprozess kann beschleunigt werden u.a. durch e-smog, z.B. durch exzessive Handy-, PC-, TV-Nutzung. Durch das Blaulicht wird nicht mehr genügend Melatonin produziert – Melatonin ist immens wichtig für das Immunsystem und die Zirbeldrüse, die durch all die Belastungen mit zunehmendem Alter verkalkt. Auch Schwermetalle, Pestizide, Lärm und Stress schwächen das Immunsystem. Mit der Zeit sammelt sich viel schädigendes Material in den Zellen an. Funktioniert die Entgiftung nicht oder nicht optimal, was angesichts der der toxischen Bedingungen, unter denen wir leben, inzwischen auf alle Menschen mehr oder weniger zutreffen dürfte, kommt es zu chronischen Entzündungen (*silent inflammations*), der Auslöser vieler Zivilisationskrankheiten von Herz-Kreislauf über Schlaganfall, Arthritis bis hin zu Krebs. Auch der Rückgang der Hormonproduktion setzt Alterungsprozesse in Gang – fünf Hormone haben Einfluss darauf: das weibliche Sexualhormon Östrogen, das männliche Sexualhormon Testosteron, Dehydroepiandrosteron (DHEA), das Wachstumshormon sowie Melatonin.

2.4.2. Beta-Glucane – natürliche Immunverstärker

Viele chronische Erkrankungen des 21. Jahrhunderts haben mit einem gestörten Immunsystem zu tun. Beta-Glucane sind komplexe Moleküle, die in den Zellwänden von Pilzen und Hefen vorkommen und zu den Substanzen gehören, die das Immunsystem modulieren. In der zweiten Hälfte des 20. Jahrhunderts kam der Hygienewahn auf. Nahrungsmittel wurden industrialisiert und sollten rein sein, sie wurden bestrahlt und sterilisiert – dadurch verschwanden die Beta-Glucane aus der Nahrungskette.

Die chemisch aktivsten Formen von Beta-Glucanen sind als B-1,3/1,6-Glucane bekannt. Wie dramatisch sich ein Beta-Glucan-Mangel auswirken kann, wurde in zahlreichen, ziemlich grausamen Tierstudien getestet. So wurden Labortiere hohen e-coli-Spiegeln ausgesetzt, von den mit Beta-Glucanen versorgten Tieren überlebten 90% im Gegensatz zu keinem einzigen in der Kontrollgruppe. Ein vergleichbares Ergebnis ergab ein Tierversuch mit *staphylococcus aureus.* Wissenschaftler des kanadischen Verteidigungsministeriums setzten mit Beta-Glucanen versorgte Mäuse einer tödlichen Dosis Anthrax aus. Die Hälfte der Kontrollgruppe starb, die Beta-Glucan-Gruppe überlebte. Bei einer Studie mit Influenza-Viren überlebte über die Hälfte der mit Beta-Glucan behandelten Tiere. Bei Schweinen reduzieren Beta-Glucane die durch das Schweinegrippevirus verursachte Schädigung der Lunge, und das Immunsystem war in der Lage, die Replikation des Virus besser zu reduzieren. Schweine und Menschen haben viel gemeinsam!

Und noch ein Versuch: Die Hälfte von mit Beta-Glucanen versorgten Mäusen überlebten eine tödliche Strahlendosis, an der sämtliche Tiere der Kontrollgruppe starben. Studien haben außerdem gezeigt, dass Beta-Glucane das Wachstum von Krebszellen hemmen und die Immunantwort auf mikrobielle Eindringlinge stärken. Die Beta-Glucane trainieren mehrere Arten von Abwehrzellen wie Makrophagen, T-Zellen (T steht für Thymus) und NK-Zellen (diese sind in der Lage, bei bestimmten körperfremden Strukturen eine Apoptose, also einen Zelltod auszulösen.).

Das Fazit: Beta-Glucane gehören zu den effektivsten Immun-Modulatoren, die vor Infektionen mit Bakterien, Viren und Strahlenschäden schützen und die Tumorabwehr stärken.[9] Pilze als Quelle für Beta-Glucane sind daher bestens geeignet, das angeborene Immunsystem zu trainieren und sich vor Infekten und Krebs zu schützen.

2.4.3. Adaptogene

„*Gesunde Menschen sind die, in deren Leibes- und Geistesorganisation jeder Teil eine Vita propria hat.*“, sagte schon Johann Wolfgang von Goethe. Er war sich ebenso wie die chinesischen Meister des Ganzheitlichen der menschlichen Existenz bewusst, die viele westliche Mediziner des 21. Jahrhunderts bedauerlicherweise aus den Augen verloren haben. Adaptogene – abgeleitet vom Lateinischen „adaptare“ = anpassen – sind pflanzliche Stoffe, die den Körper ganzheitlich und ohne nennenswerte Nebenwirkungen ins Gleichgewicht zurückbringen können.

Zu den Adaptogenen gehören Pilze und nur einige wenige Pflanzen wie Ginseng, Nonibaum und Rosenwurz. Sie regulieren den Organismus und modulieren das Immunsystem. Indem sie geschwächte Funktionen fördern und überschießende Reaktionen wie im Fall von Allergien und Autoimmunerkrankungen dämpfen, können sie den Menschen dabei unterstützen, Stress besser zu meistern und robuster auf Belastungen zu reagieren, was die Leistungsfähigkeit und die Widerstandskraft erhöht. Adaptogene drosseln die Ausschüttung von Stresshormonen, stellen Entgiftungs-Enzyme bereit und regen die körpereigene Abwehr an.

Pilze, die seit rund 130 Millionen Jahren existieren und weder zu den Pflanzen, noch zu den Tieren gehören, haben einen den Säugetieren verwandten Stoffwechsel, und immer mehr Studien zeigen, dass Vitalpilze ein erstaunliches adaptogenes Potenzial aufweisen. Cordyceps, einer der mächtigsten Vitalpilze der Traditionellen Chinesischen Medizin, der in der offiziellen Liste der chinesischen Heilmittel aufgeführt und in Kliniken verwendet wird, ist solch ein Adaptogen, das die unspezifische Abwehr mobilisiert und dazu beiträgt, den Organismus ohne nennenswerte Nebenwirkungen zurück in ein stabiles Gleichgewicht zu führen.[10/11]

2.5. Cordyceps für Anti Aging

Für den Biologen Ulrich Warnke gehört der Cordyceps zu den Phytonutrienten (sekundäre Pflanzenstoffe), die Gesundheit und ein langes Leben fördern. In der TCM nehmen vor allem ältere und kranke Menschen den chinesischen Raupenpilz als kraftspendendes Tonikum ein. Die stärkende Wirkung bei älteren Menschen wurde in Placebo-kontrollierten Studien nachgewiesen. In seinem Buch »Bionische Regeneration« schreibt Warnke: *„Mattigkeit, Kälteintoleranz, Schwindel, Ohrensausen und Gedächtnisprobleme wurden verbessert, Ausdauer und maximale Sauerstoffkapazität erhöht. Das mag damit zusammenhängen, dass der Pilz in der Zelle die wichtigsten Antioxidationsreaktionen wie Glutathionperoxidase* (Schutz der Zelle vor oxidativem Stress), *Superoxoddismutase* (zuständig für die Entfernung von Sauerstoffradikalen) *und Katalase* (Schutz der Zellen vor der toxischen Wirkung von Wasserstoffperoxid) *erhöht, die allesamt im Alter abnehmen. Die Biosynthese der Steroiddismutase* (alle Enzyme, die Sauerstoff in Wasserstoff umwandeln und Proteine und das Genom schädigen können) *und Katalase, die bei älteren Menschen ebenfalls nachlässt, wird normalisiert.“*[14]

Der Vitalpilz wirkt wie Zunder für die Zellen, weil er voller Antioxidantien steckt, die den Organismus vor Zellschäden schützen. Vom Schutz vor oxidativem Stress profitiert wiederum das Immunsystem.

- Cordyceps erhöht die ATP-Bildung in den Kraftwerken der Zellen, den Mitochondrien; ATP dient als wichtigster Energie-Kurzzeitspeicher. Dadurch wird die Energieproduktion in jeder einzelnen Zelle gestärkt.
- Cordyceps regt die Produktion der für die Abwehr zuständigen T-Zellen an,
- steigert die Aktivität der natürlichen Killerzellen,
- steigert die Produktion der Immunglobuline, die Zellen in die Lage versetzen, entartete Zelle zu erkennen und zu bekämpfen,
- aktiviert die Makrophagen (Fresszellen) und
- wirkt als Schutz gegen freie Radikale.[15/16]

2.6. Aphrodisierend, stimmungsaufhellend, leistungssteigernd

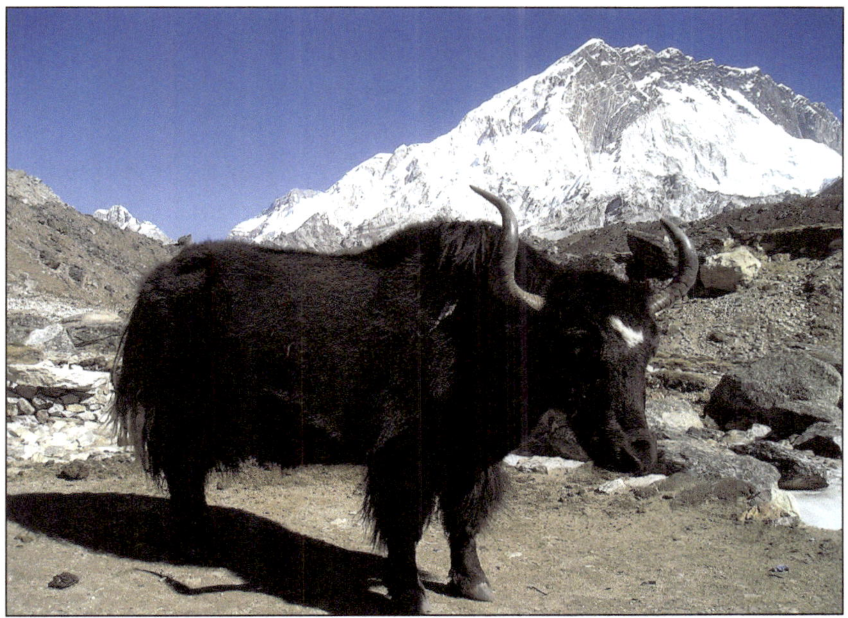

Abb. 11: Yak im tibetischen Hochland

Im Hochland des Himalaya wurden Hirten auf Cordyceps aufmerksam, weil ihre Yaks in der Paarungszeit auf einer bestimmten Wiese den chinesischen Raupenpilz fraßen und sich danach ausgelassen und liebestoll gebärdeten. Die Hirten sahen sich um – und entdeckten Cordyceps! Erste Aufzeichnungen über die Verwendung von Cordyceps in der chinesischen Medizin aus dem Jahr 1760 v.Chr. deuten ebenfalls darauf hin, dass der Pilz nicht nur ein Immun-, sondern auch ein Potenz-Booster ist. Im alten China war der Cordyceps dem kaiserlichen Hof vorbehalten, er soll die Manneskraft der Kaiser gestärkt haben, so dass sie ihre Hauptgattin und zahlreiche Konkubinen jederzeit zu deren voller Zufriedenheit beglücken konnten. Die aktuelle Forschung bestätigt die Legende: Cordyceps ist offenbar in der Lage, die Liebesfähigkeit zu neuem Leben zu erwecken, bei Männern ebenso wie bei Frauen. Cordyceps – das Viagra des Himalaya.

Drei Placebo-kontrollierte chinesische Doppelblindstudien an mehreren hundert unter Potenzschwäche und Libidomangel leidenden Männern ergaben übereinstimmend, dass dank Cordyceps durchschnittlich 64 Prozent der Versuchsteilnehmer sexuell leistungsfähiger waren als 24 Prozent in der Placebogruppe. In einer anderen Studie mit 21 Frauen im reifen Alter, die unter Lustlosigkeit und anderen sexuellen Problemen litten, war die Wirkung noch stärker: 90 Prozent profitierten von dem Power-Pilz gegenüber 0 Prozent in der Kontrollgruppe. Wie kommt's?

Cordyceps wirkt direkt auf die Geschlechtsorgane, sowohl Hoden als auch Gebärmutter. Gab man männlichen Mäusen, die noch nicht geschlechtsreif waren, sechs Tage lang Cordyceps, waren ihre Hoden fast doppelt so schwer. Bei weiblichen Mäusen nahm das Gewicht des Uterus um über 40 Prozent zu. Wissenschaftliche Untersuchungen deuten außerdem darauf hin, dass die Testosteronbildung positiv beeinflusst wird, Samenqualität und Spermienbeweglichkeit und -vitalität sowie Samenmenge positiv beeinflusst werden – gut zu wissen für Männer, die Nachwuchs planen. Weil Cordyceps die glatte Muskulatur im Schwellkörper des Penis entspannt, wird die Durchblutung gefördert, und es kommt zur Erektion.[17] Außerdem stimulieren die Polysaccharide und Glykoproteine das neuroendokrine Regelsystem: Sie regen die

Hormonfreisetzung aus der Nebenniere an und fahren dadurch einen der größten Lustkiller runter: Stress.

Dies erklärt auch die stimmungsaufhellende Wirkung des Cordyceps. Der Tierversuch, mit dem man das herausgefunden hat: Man hängte Mäuse für eine bestimmte Zeit ohne Kontakt zum Boden an ihren Schwänzen auf. Wenn sie sich nicht aus ihrer misslichen Lage befreien konnten, verharrten sie nach einer Weile reglos und ergaben sich lethargisch ihrem Schicksal. Die Versuchstiere, die einen Cordyceps-Extrakt bekommen hatten, hatten wesentlich länger die mentale Kraft zu strampeln und sich zu bewegen in dem Versuch, den Boden zu erreichen.[18]

Ähnlich wie das Johanniskraut hemmt Cordyceps das Enzym Monoaminoxidase (MAO), das für Depressionen verantwortlich gemacht wird. MAO-Hemmer werden bei Depressionen verordnet und sind, was die Nebenwirkungen angeht, schweres Geschütz: Bluthochdruck, Mundtrockenheit, Schwindel oder Kopfschmerzen, oft gibt es auch Wechselwirkungen mit anderen Medikamenten. Bei den sogenannten irreversiblen MAO-Hemmern dauert es nach Absetzen bis zu drei Wochen, bis das blockierte Enzym vom Körper wieder produziert wird. Menschen, die solche starken Anti-Depressiva einnehmen, müssen eine Histamin-arme Diät einhalten. Wenn sie Schokolade, reifen Käse, Rotwein oder Trauben zu sich nehmen, kann das lebensgefährliche Folgen haben.[19] Cordyceps ist ein natürlicher Stimmungsaufheller ohne nennenswerte Nebenwirkungen und enthält zusätzlich relativ viel Tryptophan, die Aminosäure, aus der im Gehirn das Glückshormon Serotonin hergestellt wird.

2.6.1. Cordyceps macht Sportler fit

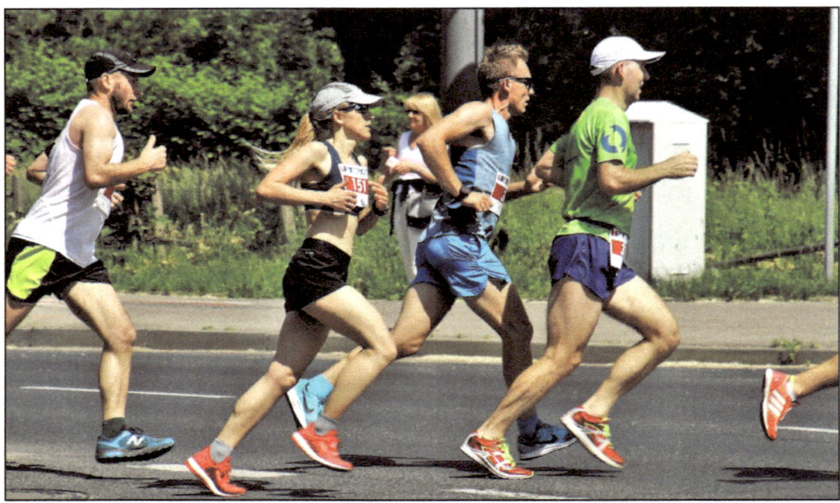

Abb. 12: Doping ohne Chemie. Cordyceps erhöht die körperliche Kraft, Ausdauer und Fitness.

1993 ging eine Meldung um die Welt und machte den angesehenen Vitalpilz der TCM auch in der westlichen Welt zum Superstar. Bei den deutschen Leichtathletik-Weltmeisterschaften hatten chinesische Leichtathleten in drei Disziplinen neue Weltrekorde aufgestellt. Trainer Ma Junrens Erklärung für die außergewöhnliche Leistung: Hartes Training und TCM – eine Kur mit einer Mischung chinesischer Kräuter, darunter auch Cordyceps. Ein Jahr später stellten die Chinesen gleich fünf neue Weltrekorde auf. Doping mit einer Substanz aus der Natur ist im Leistungssport erlaubt, bei Turnierpferden allerdings fällt Cordyceps unter das Dopinggesetz.[20]

Tierversuche bestätigen die leistungssteigernde Wirkung des Cordyceps. Bei einem Dauerschwimmtest hielten Mäuse, die Cordyceps bekommen hatten, 15 Minuten länger durch und waren weniger erschöpft als die Kontrollgruppe.[21] In mehreren Studien mit Erwachsenen zeigte sich, dass Cordyceps die Leistung durchschnittlich um bis zu 10 Prozent steigerte. Hohes Potenzial hat offenbar die Kombination aus Cordyceps und *Rhodiola crenulata*, das ist eine Rosenwurz-Unterart, die in asiatischen Gebirgsregionen verwendet wird, um die Höhenkrankheit in den Griff zu bekommen. Die Cordyceps-Rosenwurz-Kombi verbesserte bei menschlichen Probanden die Ausdauerleistung nach zweiwöchigem Höhentraining auf 2.200 Metern bedeutend.[22] Diese Kombination ist übrigens auch wirksam bei der Lungenerkrankung COPD.

Alle Studien legen nahe, dass Cordyceps im Training tatsächlich dank verbesserter Sauerstoffverwertung die Leistung steigert, was vermutlich darauf zurückzuführen ist, dass Cordyceps die körpereigene ATP-Produktion ankurbelt. ATP sorgt auch dafür, dass Energie im Muskel bereitgestellt wird. Das machen sich übrigens auch Bodybuilder zunutze. Im Internet werden spezielle Nahrungsergänzungsmittel angeboten, die auch Cordyceps enthalten. Und auf einer speziellen Seite für Bodybuilder stellt Fabian Schniggenberg in einem Beitrag „Pilze für Bodybuilder" vor, an erster Stelle nennt er den Cordyceps. *„Alles in allem ist Cordyceps ein echtes Allroundtalent. Besonders profitieren Sportler, bei denen die Ausdauer im Fokus steht, von Marathonläufer bis Kampfsportler. Allerdings auch Menschen mit langanhaltendem Stress oder einfach Athleten, die mehr aus sich herausholen wollen. Insbesondere die Möglichkeit, unsere Ermüdung hinauszuzögern, kann uns* *im Fitnessstudio einen extra Reiz geben. Auch während einer Diät kann eine Supplementierung von Vorteil sein, weil wir dabei zusätzlichem Stress ausgesetzt sind. Viele renommierte Supplementhersteller wurden auch schon auf Cordyceps aufmerksam und bieten dementsprechende Pilzextrakte an. Es wird generell eine Zufuhr von 1.000 mg bis 3.000 mg täglich empfohlen. Am besten auf nüchternen Magen.*"[23]

Doch Vorsicht! Wenn Nahrungsergänzungen mit Cordyceps – angeblich handgepflückt aus bester Quelle – buchstäblich „*für 'n Appel und 'n Ei*" angeboten werden, sollten bei Ihnen die Alarmglocken schrillen, denn inzwischen wissen Sie ja, dass echte Qualität mit Gold aufgewogen wird.

2.6.2. Cordyceps gegen Viren

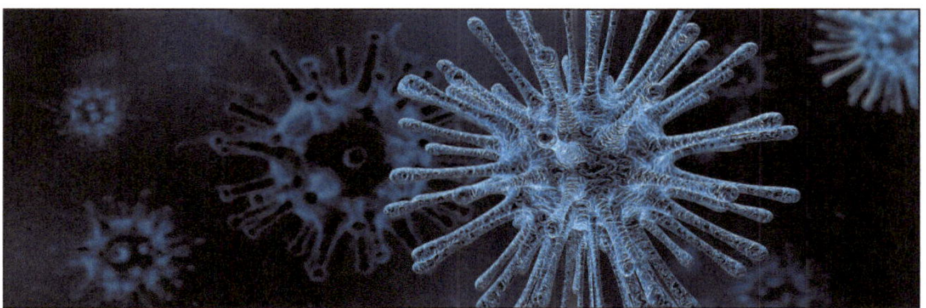

Abb. 13: Gegen Viren ist ein Pilz gewachsen: Cordyceps.

Epstein-Barr-Virus

Viele ahnen es nicht, doch das Epstein-Barr-Virus (EBV) hat sich zur Volkskrankheit entwickelt. Weltweit tragen 80 bis 95% der über 30-Jährigen das Virus in sich. Meist erfolgt die Erst-Infektion – Pfeiffersches Drüsenfieber genannt – im Kindesalter oder in der Jugend. Die Symptome – Fieber, Müdigkeit, Halsschmerzen, geschwollene Lymphknoten – ähneln denen einer Grippe. In vielen Fällen verläuft das Pfeiffersche Drüsenfieber harmlos und heilt aus. Manche Menschen brauchen allerdings Wochen oder sogar Monate, bis sie wieder auf die Beine kommen. Handelt es sich um eine aggressive Variante, kann es Jahre oder sogar Jahrzehnte nach der Erst-Infektion zu einer Reaktivierung kommen, und die Folgen für die Gesundheit sind oft dramatisch.

Erstmals wurde das Virus 1964 beschrieben. Die ursprünglichen EBV-Varianten bilden bis zum Lebensende keine Symptome aus. Doch jede neue Generation ist hartnäckiger als die vorhergehende. Unter bestimmten Umständen genügt ein Kuss, um sich mit EBV anzustecken – daher der Name „Kusskrankheit". Auch beim Sex kann das EBV über Körperflüssigkeiten übertragen werden. In der akuten Phase ist das Ansteckungsrisiko am größten.

Aggressive EBV-Erreger richten sich im Körper häuslich ein. Sie besiedeln Organe, meist die Leber und die Milz. Sie sondern toxische Abfälle und virale Nebenprodukte ab. Sterben Viruszellen ab, bleibt eine Art giftiger „Leichnam" zurück, der den Körper weiter belastet. Aus toxischen Abfällen und viralen Nebenprodukten wird ein Neurotoxin gebildet – ein Gift, das Nervenfunktionen zerstört und das Immunsystem irritiert; das kann zu Entzündungen führen und die Leberentgiftung stören. Es wird nicht mehr genügend Magensäure produziert. Die Darmschleimhaut wird geschädigt, es kann zu Nahrungsmittelunverträglichkeiten kommen. Ist der Körper mit Schwermetallen belastet, blühen die Viren regelrecht auf, denn genau davon ernähren sie sich. Futter für das Virus sind auch Stresshormone, Hormonschwankungen wie die Pubertät, die Geburt eines Kindes oder die Wechseljahre. Auch Traumata und chronische bakterielle Herde (wie etwa Streptokokken) ermöglichen es dem EBV zu wachsen, da in dieser Zeit das Immunsystem nicht optimal auf das Virus reagieren kann.

Das Epstein-Barr-Virus steht im Verdacht, Auslöser vieler Krankheiten zu sein: Auto-Immun-Erkrankungen wie die Hashimoto-Thyreoditis (80% der Menschen mit Hashimoto tragen das EBV in sich), chronische Erschöpfung, Lymphdrüsenkrebs. Schon lange vermuten viele Wissenschaftler, dass EBV auch eine wesentliche Rolle spielt bei der Entstehung von Multipler Sklerose. Lange Zeit konnte der Nachweis nicht erbracht werden. Nun konnte die Hirnforscherin Ute-Christiane Meier von der Queen Mary University of London EBV in den MS-Läsionen (Schädigungen in den Nerven oder im Rückenmark) von zehn Patienten nachweisen, die an der Erkrankung gestorben waren. Offenbar regt das Virus die Bildung entzündlicher Zytokine an – Zytokine sind Proteine, die das Wachstum und die Differenzierung von Zellen regulieren.[24]

Durch eine verschleppte EBV-Infektion kann es auch zu bedrohlichen Folgeerkrankungen wie einer Herzmuskelentzündung oder einer Entzündung des Gehirns kommen. Und es wird vermutet, dass es einen Zusammenhang gibt zwischen einer EBV-Infektion und dem Chronic Fatigue Syndrom, dem chronischen Erschöpfungssyndrom. EBV kann auch der Auslöser von Fibromyalgie sein. Die Betroffenen leiden unter chronischen Schmerzen und starker Erschöpfung.[25]

Wissenschaftler des Heidelberger Krebsforschungszentrums DKFZ zeigten, dass ein bestimmter Proteinbestandteil des EBV die **Krebsentstehung** antreibt. *„Bereits die erste Infektion mit EBV stellt ein Krebsrisiko dar.“*, erklärt Professor Henri-Jacques Delecluse, Leiter verschiedener Forschungsprojekte zur krebserregenden Wirkung des EBV in Heidelberg. EBV infiziert sehr erfolgreich B-Lymphozyten und zwingt sie, sich zu vermehren. Wenn diese Vermehrung unbegrenzt bleibt, kann es zur Tumorbildung führen.[26] Mehrere Forschungsgruppen berichten, dass das im Cordyceps enthaltene Cordycepin die Replikation des Epstein-Barr-Virus hemmt, indem es die EBV-mRNA beeinflusst.[27] Eine Tierstudie aus dem Jahr 2016 zeigt, dass Cordycepin die Wirksamkeit der Behandlung von Epstein-Barr-Virus-positiven Tumoren mit Doxorubicin, einem zytostatisch wirksamen Antibiotikum, erhöhen kann.

„Unsere Ergebnisse belegen, dass Cordycepin die Wirksamkeit der herkömmlichen Chemotherapie bei der Behandlung von EBV-positiven Tumoren verbessern kann. Am wichtigsten ist, dass ein In-vivo-Experiment zeigt, dass die Kombination von Cordycepin und Doxorubicin bei der Hemmung des Tumorwachstums in SCID-Mäusen effektiver ist als Doxorubicin allein."[28]

Möglicherweise ist Cordycepin auch beim Menschen ein wirksames Phyto-Therapeutikum bei einer Infektion mit dem Epstein-Barr-Virus.

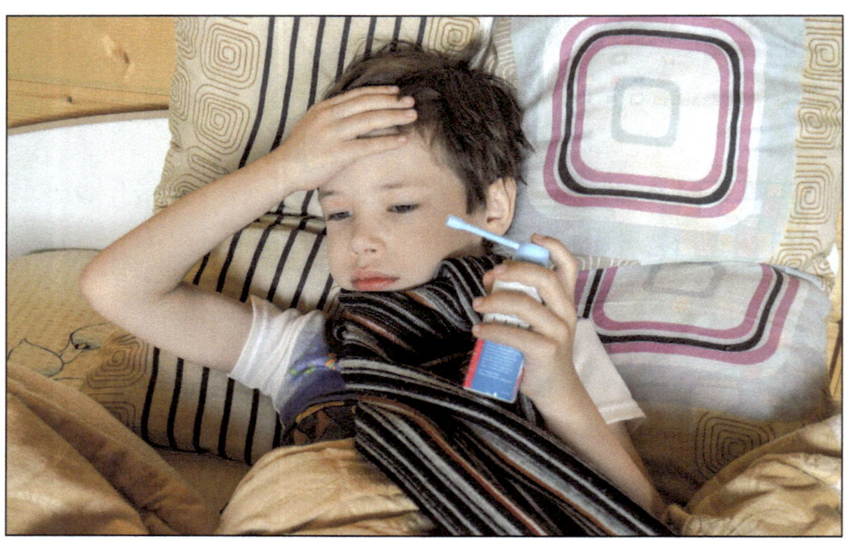

Abb. 14: In der chinesischen Medizin werden Vitalpilze traditionell als Vorbeugung und Therapie von grippalen Infekten und Influenza eingesetzt.

Virusinfektionen, Lungen- und Atemwegserkrankungen

„Geschichte und Erfahrung zeigen, dass die Traditionelle Chinesische Medizin gegen epidemische Krankheiten wirksam ist! Von der Han-Dynastie bis zum Ende der Qing-Dynastie traten in China mindestens 321 große Seuchen auf. Die chinesische Medizin hat konsequent dazu gedient, Menschenleben zu retten, erfolgreich die Ausbreitung von Epidemien zu stoppen und sie zeitlich und räumlich zu begrenzen. Es hat in der Geschichte Chinas noch nie eine ähnliche Tragödie gegeben, wie z.B. die Spanische Seuche oder den schwarzen Tod in Europa.“

Dr. John K. Chen, Yo San University of Traditional Chinese Medicine

Saisonale Grippe-Viren verursachen weltweit jedes Jahr zwischen 250- und 500.000 Todesfälle, das war auch schon vor der Pandemie so. Der beste Schutz vor Infekten und Grippe ist bekanntlich ein starkes Immunsystem, das in der Lage ist, die Erreger wirkungsvoll zu bekämpfen. Damit eine Grippe oder Erkältung ausbrechen kann, braucht es aus Sicht der TCM in der Regel verschiedene Faktoren: Feuchtigkeit und Kälte. Sind im Milieu des Körpers Nässe, Schlacken und unreine Säfte, kann die äußere Kälte den Körper leichter attackieren und eindringen, woraus dann eine Erkältung wird. Feuchtigkeit, die nicht aus dem Körper herausgebracht wird, verdichtet sich immer mehr zu Schleim, den der Körper versucht loszuwerden (Schnupfen, Husten etc.). Die westliche Ernährungsweise mit vielen Milchprodukten, Zucker und Kohlehydraten trägt viel dazu bei.
In der TCM werden Vitalpilze wie Shiitake, Reishi, Agaricus blazei Murill und Cordyceps sinensis seit langem zur Vorbeugung und Therapie von grippalen Infekten und Influenza verwendet. In Zeiten der Mikroben-Krise war Cordyceps sehr begehrt, weil er gegen viele Erreger wirkt und das Im-

munsystem stärkt. Er wirkt gegen Bakterien wie Clostridien, Borrelien, Streptokokken, Staphylokokken und wirkt hemmend auf verschiedene Arten von Viren: HIV, Herpes, Hepatitis C sowie Influenza. Cordyceps birgt vielversprechendes therapeutisches Potenzial bei der Behandlung von Covid-19, weil das enthaltene Pilzderivat Cordycepin die Replikation der SARS-CoV-2-Viren hemmt. So kommen die Autoren der Studie „*Cordycepin as a Promising Inhibitor of SARS-CoV-2 RNA Dependent RNA Polymerase (RdRp)*" aus dem Jahr 2022 zu dem Schluss: „*Die vielversprechenden Ergebnisse der pharmakologischen Untersuchung zusammen mit den molekularen Simulationen zeigten, dass Cordycepin ein starkes hemmendes Potenzial gegen das SARS-CoV-2-Polymerase-Enzym (RdRp) aufweist. Daher sollte Cordycepin unbedingt in einem Labor getestet werden, um sein hemmendes Potenzial gegen das SARS-CoV-2-Polymerase-Enzym (RdRp) zu bestätigen.*"[29]

Cordyceps ist auch deswegen interessant, weil Influenzaviren in der Regel akut die Lunge schädigen. Cordyceps nährt das Lungen-Yin und wird in der TCM als Tonikum für die Lungen angewandt bei Husten, auch chronischem Husten, Atemnot und Allergien und als Antiasthmatikum. Cordyceps hat sich bewährt bei der Behandlung von Atemwegserkrankungen und auch von Tuberkulose. So bessern sich nachweislich Symptome von Kurzatmigkeit, chronischer Bronchitis, Lungenobstruktion und Asthma. Nach einer Lungenentzündung oder Bronchitis baut Cordyceps die Lungenschleimhaut wieder auf. Im Mausmodell infizierten Wissenschaftler die Versuchstiere mit dem Influenzavirus H1N1. Die Tiere, die zusätzlich Cordyceps erhielten, bildeten verstärkt Interleukin-12, ein wichtiges Peptidhormon für die zelluläre Abwehr. Zusätzlich produzierten sie verstärkt natürliche Killerzellen.[30] In-vitro-Versuche zeigten, dass Cordyceps die Fähigkeit von Lungenepithelzellen steigert, einen Sauerstoffmangel (Hypoxie) zu überstehen.[31]

2.7. Power-Kombi Cordyceps und Meerrettich-Peroxidase

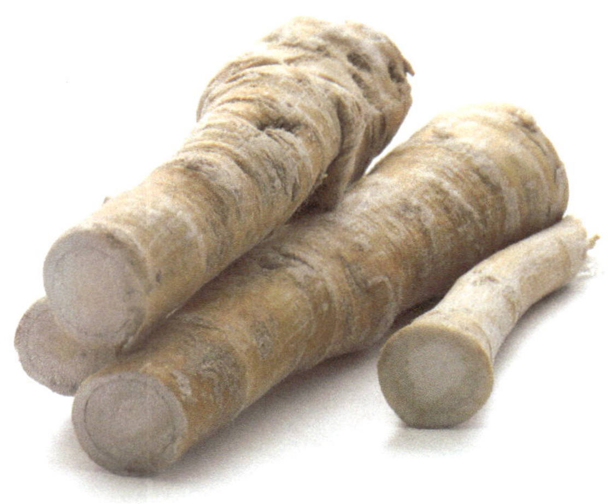

Abb. 15: Meerrettich: Schmeckt herrlich scharf und stärkt die Abwehrkräfte.

Cordycepin hemmt nicht nur die Replikation von SARS-CoV-2-Viren, es ist außerdem in der Lage, die Vermehrung von Spike-Proteinen zu reduzieren.[38] In Kombination mit Meerrettich-Peroxidase ist der Vitalpilz daher ein nützliches Phytotherapeutikum in Erkältungs- und Pandemiezeiten. Die Wurzel der Meerrettichpflanze enthält antioxidative, antimikrobielle und antivirale Inhaltsstoffe (Rhinoviren, Influenza), die Krankheitserreger effektiv hemmen. Mit seinem hohen Nähr- und Mineralstoffgehalt stärkt Meerrettich das Immunsystem und schützt die Zellen vor freien Radikalen. Die enthaltenen Senfölglykoside entfalten eine starke antibakterielle Wirkung, nachweislich sogar bei Keimen, die inzwischen gegen die meisten Antibiotika Resistenzen entwickelt haben. In menschlichen Immunzellen entfaltet die Meerrettichwurzel eine entzündungshemmende Wirkung.[39]

Das in Meerrettich enthaltene Enzym namens **Meerrettich-Peroxidase** (*horseradish peroxidase = HRP*) wirkt reinigend und immunstärkend und kann den Körper dabei unterstützen, Graphenoxid abzubauen. Gegebenenfalls kann es daher sinnvoll sein, Cordyceps (Reduktion der Vermehrung von Spike-Proteinen) mit Meerrettich-Peroxidase (Abbau von Graphenoxid) zu kombinieren.[40]

2.8. Power-Kombi Cordyceps und Rosenwurz

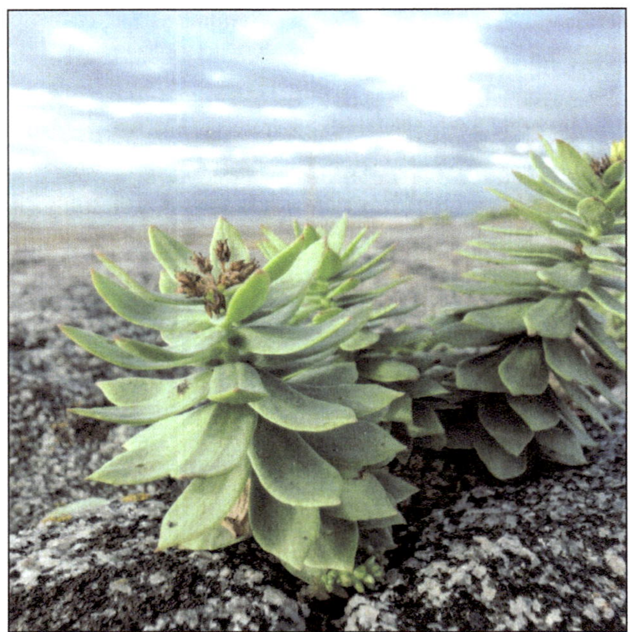

Abb. 16: Powerpflanze Rosenwurz – Rhodiola rosea

Das Adaptogen Rosenwurz stimuliert das Immunsystem und macht die Lunge frei, daraus ergibt sich ein interessanter therapeutischer Ansatz. Es handelt sich nicht um die hier bekannte *Rhodiola rosea*, sondern um eine Unterart, die *Rhodiola crenulata*, die bisher nur in Asien, aber nicht in Europa erhältlich ist. In asiatischen Gebirgsregionen wird die gekerbte Rosenwurz von Bewohnern und Bergsteigern verwendet, um die Symptome der Höhenkrankheit in den Griff zu bekommen.

Forscher wollten herausfinden, ob dieser spezielle Rosenwurz-Extrakt die Beschwerden von Patienten mit COPD, also chronisch-obstruktiver Lungenerkrankung verbessern kann. Die COPD (*chronic obstructive pulmonary disease*) steht für verschiedene Erkrankungen der Lunge und gilt als eine der häufigsten Todesursachen überhaupt. Durch die Verengung der Atemwege gelangt weniger Luft in die Lungen, dadurch ist auch die Ausatmung erschwert. Chinesische Wissenschaftler untersuchten die antientzündlichen Effekte der *Rhodiola crenulata* in einer Doppelblindstudie. Drei Monate bekamen COPD-Patienten eine tägliche Dosis von 500 mg. Im Vergleich zur Kontrollgruppe, die ein Placebo erhielt, verbesserte sich das Immunsystem, Entzündungsparameter konnten gesenkt werden, und das Lungen- und Atemvolumen verbesserte sich. Nebenwirkungen wurden kaum beobachtet.[32]

Eine Studie der Chung Shan Medical University zeigte einen erstaunlichen therapeutischen Effekt eines Nahrungsergänzungsmittels auf der Basis von *Rhodiola crenulata* und *Cordyceps sinensis*. 18 männliche Probanden wurden in zwei Gruppen aufgeteilt und trainierten zwei Wochen lang in 2.200 Metern Höhe. Das Ergebnis: Die mit Rhodiola und Cordyceps „gedopten" Probanden hatten mehr Ausdauer, und ihre Blutwerte waren besser als die der Kontrollgruppe.[33] Rhodiola plus Cordyceps – offenbar eine interessante Kombination für Menschen, die chronisch lungenkrank sind und für Sportler, die Leistung und Ausdauer verbessern wollen.

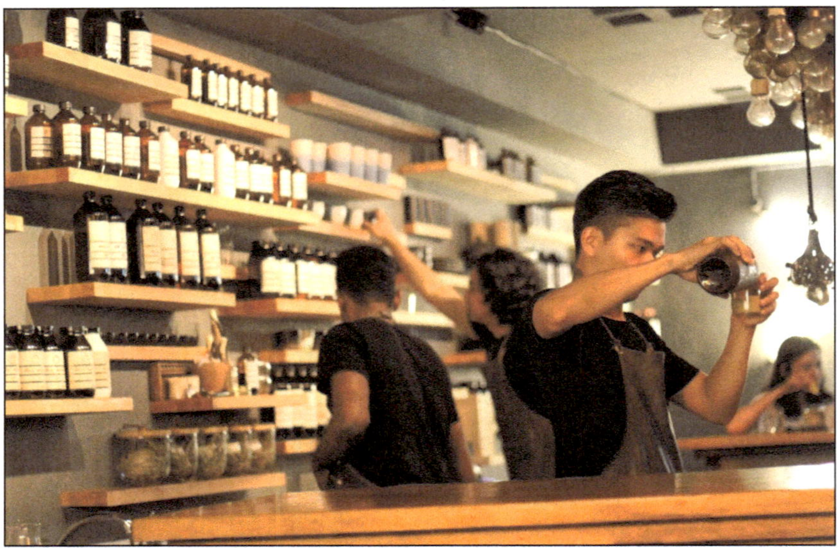

Abb. 17: Basierend auf einem Jahrtausende alten Erfahrungsschatz: Granulate, Kräutermischungen, Abkochungen aus dem Apothekenschränkchen der Natur.

Der Vitalpilz hat eine gefäßerweiternde Wirkung. Japanische Forscher entdeckten, dass der Durchmesser einer Aorta (Hauptschlagader) durch die Einnahme von Cordyceps um durchschnittlich 40 Prozent zunimmt. Das wirkt sich positiv auf das gesamte Herz-Kreislauf-System aus.

- Cordyceps wirkt sich positiv auf die **Herzgesundheit** aus, weil er die Durchblutung des Körpers fördert, die glatte Muskulatur der Gefäßwände entspannt und den Cholesterinspiegel senkt. Er verbessert die Blutversorgung des Herzens, steigert Belastungsfähigkeit und Ausdauer, reguliert den Blutdruck, senkt Blutfette.

- Cordyceps lindert die Folgen von **Diabetes**. Studien mit mehr als 4.200 Patienten deuten darauf hin, dass die schulmedizinische Therapie von durch Diabetes ausgelösten Nierenschäden durch die Gabe von Cordyceps unterstützt wird. Bei chronischem Nierenversagen zeigten sich durch die Einnahme von Cordyceps ebenfalls positive Effekte.
- hemmt die Abstoßung von Organen nach Transplantationen
- verringert nach Nierentransplantationen die durch das Immunsuppressivum Ciclosporin verursachte Nierenschädigung
- stimuliert die **Leber**funktion
- ist bei Leberfibrose in der Lage, die Zellen des Lebergewebes zu schützen
- lindert die Symptome bei Hepatitis B
- kann **Arthroseschmerzen** lindern
- begünstigt die **Osteogenese**, also die Neubildung von Knochen[34]

Osteoporose ist eine der großen Volkskrankheiten. Eine von vier Frauen und insgesamt 6,3 Millionen der über 50-Jährigen in Deutschland sind von Knochenschwund betroffen. In Deutschland erkranken etwa 885.000 Menschen jedes Jahr neu an Osteoporose. Oft entsteht ein Rundrücken, der sogenannte Witwenbuckel, und die Knochen werden so porös, dass sie schnell brechen können.[35]

In der chinesischen Medizin weiß man schon lange von den knochenerhaltenden Effekten des Cordyceps, eine Reagenzglas-Studie bestätigt die therapeutischen Erfahrungen. Knochenaufbauende Stammzellen wurden in Petrischalen mit

Cordycepin behandelt. Das Ergebnis: Die Stammzellen bildeten mehr Knochen- und Knorpelgewebe. Das In-vitro-Ergebnis wurde im Tierversuch bestätigt: Ratten mit verletzten Hüftknochen verabreichte man Cordycepin, dadurch beschleunigten sich Knochenregeneration und -wachstum.[36]

Die knochenregenerierende Wirkung von Cordycepin ist aus meiner Sicht nicht nur als Osteoporose-Prävention und -therapie interessant, sondern auch für Menschen, die unter dem Schwund von Kieferknochen leiden wie etwa Prothesenträger.

Cordycepin könnte auch ein linderndes Therapeutikum bei **Endometriose** sein, darauf deutet ein in vitro-Versuch hin. Bei einer Endometriose siedeln sich Gebärmutterschleimhaut-artige Zellen außerhalb der Gebärmutterhöhle an. Die Erkrankung ist zwar gutartig, aber eine Qual für die Betroffenen. Sie haben starke Menstruationsbeschwerden, Unterleibsschmerzen unabhängig von der Periode, Schmerzen beim Sex und sind oft unfruchtbar. Darunter leidet auch die Psyche. Die Ursache ist nicht eindeutig geklärt, Forscher vermuten genetische und hormonelle Faktoren und eine Störung des Immunsystems. Behandelt wird mit Schmerzmitteln und Hormonpräparaten, beides hat Nebenwirkungen. In schweren Fällen wird ein minimal-invasiver Eingriff vorgenommen, doch bekanntlich führt jede Operation zu neuen Traumata im Körper, und es gibt immer wieder Rückfälle. Und so leiden viele Frauen, bis die Beschwerden mit Beginn der Menopause abklingen. Wie bei Tumorerkrankungen ist das Cordycepin auch bei Endometriose in der Lage, das unkontrollierte Wachstum und Überleben von endometriotischen Zellen zu blockieren.[37]

Kapitel 3
Cordyceps in der Tumortherapie

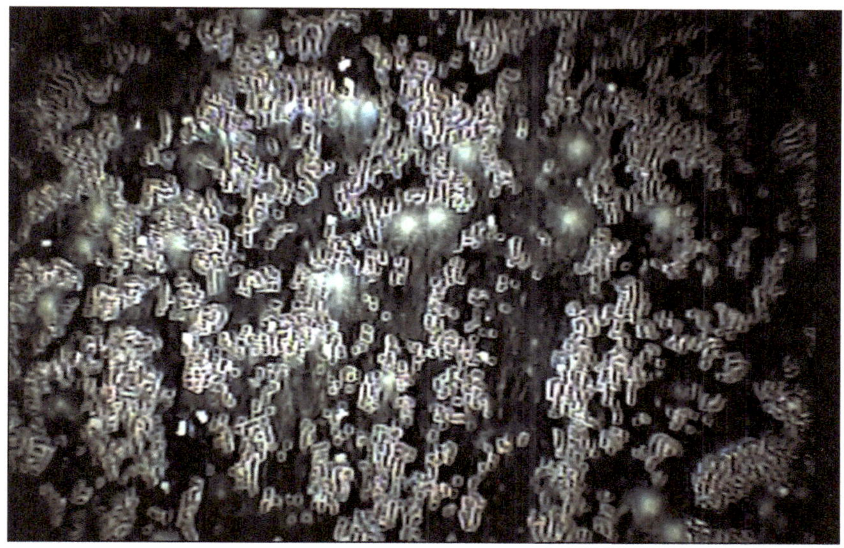

Abb. 18: „Tumormilieu" unter dem Dunkelfeld-Mikroskop

3.1. Das tumorhemmende Potenzial des chinesischen Raupenpilzes

> *„Der Mensch leidet nicht so viel durch das, was ihm zustößt, wie durch die Art, wie er dieses Geschehen hinnimmt."*
>
> Michel de Montaigne (1533-1592)

Die Zeit heilt nicht alle Wunden. Toxische Lebensbedingungen wie Umweltbelastung, Mikrobenkrise und Krieg fordern ihren Tribut. Angst macht krank, Stress und Traumata können Tumorerkrankungen triggern, das erkannte der umstrittene Gründer der Germanischen Heilkunde Ryke Geerd Hamer schon vor Jahrzehnten. Warum der eine Mensch Krebs bekommt und der andere nicht, das hat auch mit seiner Resilienz zu tun, also damit, wie er mit Lebenskrisen und Schicksalsschlägen umgeht und daraus hervorgeht. Diese im Grunde uralte Erkenntnis (s. Montaigne) wird durch die moderne Trauma-Forschung bestätigt. Zu den seelischen Belastungen kommen nun noch experimentelle Gentherapien.

Die Annahme, dass diese Therapien zu spontanem Tumorwachstum und Turbokrebs führen können, ist aus der dunklen Ecke der Verschwörungstheorie herausgetreten. Mediziner und Experten befürchten, dass Europa in eine Krebs-Epidemie schlittern könnte. Im November 2022 berichtete ein britischer Top-Onkologe im *British Medical Journal* von einer besorgniserregenden Explosion sich rasch entwickelnder Krebserkrankungen und stellte einen Zusammenhang her zu den Covid-19-Auffrischungsimpfungen.

Der renommierte Pathologe Dr. Ryan Cole bestätigte die Beobachtungen. Dr. Angus Dalgleish, Professor für Onkologie an der St. Goerge's University of London, schreibt in einem Brief an das *British Medical Journal*:

> *„Als praktizierender Onkologe erlebe ich, wie bei Menschen eine ruhende, stabile Krankheit rasch fortschreitet, nachdem diese zu einer Auffrischungsimpfung gezwungen wurden, meist um reisen zu können. Sogar in meinem persönlichen Bekanntenkreis erlebe ich nach den Auffrischungsimpfungen eine auf B-Zellen basierende Erkrankung ... Sie beschreiben, dass sie sich einige Tage bis Wochen nach der Auffrischungsimpfung deutlich unwohl fühlen – der eine entwickelt Leukämie, zwei Arbeitskollegen Non-Hodgkin-Lymphome und ein alter Freund, der sich seit der Auffrischungsimpfung wie ein Long Covid fühlt und bei dem nach starken Knochenschmerzen multiple Metastasen einer seltenen B-Zell-Erkrankung diagnostiziert wurden.“*

Der Onkologe ist der Überzeugung, dass die Unterdrückung des angeborenen Immunsystems durch die mRNA-Impfung dazu führt, dass Krebserkrankungen sich wie ein Lauffeuer entwickeln.

> *„Alle diese Patienten haben bisher Melanome oder B-Zellen-basierte Krebsarten, die sehr anfällig für eine Immunkontrolle sind – und das war vor den Berichten über die Unterdrückung von Suppressor-Genen durch mRNA in Laborexperimenten."*

Die Pharmaindustrie arbeitet an der Lösung des Problems, das sie selbst verursacht hat – einer weiteren Gentherapie. Das Rennen um den ersten Impfstoff gegen Krebs auf Basis von Messenger-RNA ist in vollem Gange.[1]

Es ist zweifelhaft, ob Impfungen gegen diverse Krebsarten und Autoimmunerkrankungen das Problem lösen werden. Sie sind wohl eher dazu geeignet, die Situation zu verschärfen. Beim Thema Krebs tritt die chemisch-technische Wissenschaft auf der Stelle, vor diesem Hintergrund gewinnt traditionelles, Jahrtausende altes Wissen um die Heilkraft der Pilze, die Mykotherapie, an Bedeutung. Die Pharmaindustrie hat an diesem Naturprodukt kein Interesse, weil es ebenso wie Weihrauch, Tee oder Kräuter nicht patentierbar ist, also keine Millionengewinne in die Kassen spült. Das ist traurig, denn seit langem ist bekannt, dass Heilpilze die Nebenwirkungen von Chemo- und Strahlentherapien lindern können. Einige Pilze – wie der Shiitake beispielsweise – wurden sogar inzwischen in Ländern wie Japan, China und den USA als begleitendes Krebsmedikament zugelassen und sind dort eine der wichtigen Säulen der Krebstherapie. Sie gelten als sichere Substanzen und werden allein oder kombiniert mit schulmedizinischen Methoden eingesetzt. Die meisten Studien zum Einsatz hochdosierter Medizinalpilze stammen aus Asien. Bei der Mykotherapie geht es im Sinne ganzheitlicher und sanfter Heilmethoden nicht darum, einen „Feind“ zu bekämpfen, das erklärte Ziel ist vielmehr ganz im Sinne der TCM die Wiederherstellung der Gesundheit des gesamten Organismus durch Wiedererlangung der Homöostase. Das bedeutet, dass das Verhältnis von Mineralstoffen und Spurenelementen ausgewogen und das Verhältnis von Mikroorganismen, Enzymen, Hormonen, Elektrolyten, Immunzellen etc. ausgeglichen ist.[2]

Nachdem seit einigen Jahren im Westen das Interesse an Vitalpilzen wächst, gewinnen die Heilpilze auch hier in der integrativen Onkologie an Bedeutung. So haben sich Krebsforscher der Berliner Charité, des Immanuel-Krankenhauses in Berlin und der Universität von Sydney in einer Übersichtsarbeit mit dem Thema befasst und verweisen auf neun präklinische Studien, die das Potenzial von Vitalpilzen als Immunmodulatoren bestätigen. In einer italienischen Studie bekamen Patienten mit malignen Mesotheliomen (Tumore, die sich aus der dünnen Gewebeschicht entwickeln, die viele der inneren Organe bedecken), Brustkrebs und Cholangiokarzinom (Gallengang-Karzinom), bei denen die Standardtherapie erfolglos blieb bzw. die stark unter deren Nebenwirkungen litten, eine Kombination aus Vitamin C und D, Probiotika und den Extrakten von Agaricus blazei, Cordyceps, Reishi und Shiitake. Ihre Lebensqualität verbesserte sich, in zwei Fällen verlängerte sich die Gesamtüberlebenszeit.[3]

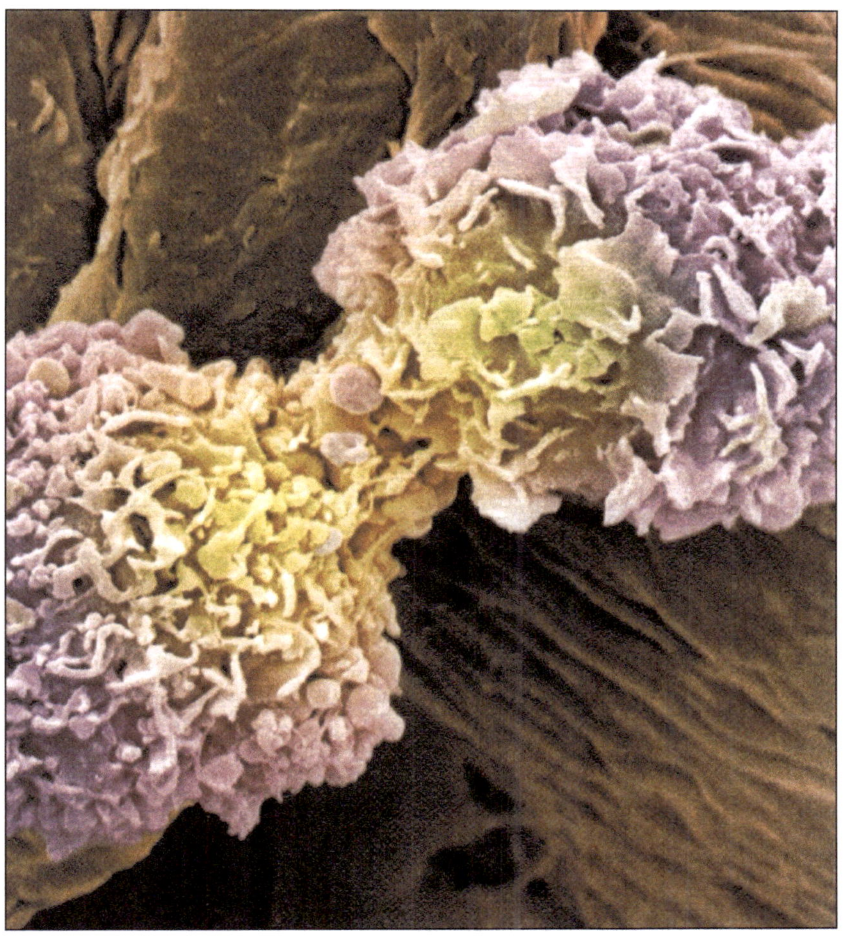

Abb. 19: Hier teilt sich eine Brustkrebszelle. Je schneller die ungehemmte Zellteilung, desto bösartiger der Tumor.

Natürliche Killerzellen

„Freund oder Feind?", das ist eine wichtige Information für das Immunsystem. Wenn über bestimmte Rezeptoren Gefahr signalisiert wird, spielen die NK-Zellen, die natürlichen Killerzellen, eine entscheidende Rolle. Heilpilze aktivieren die NK-Zellen besonders effektiv. Sie greifen Viren oder Tumorzellen an und eliminieren sie über eine komplexe Kaskade von Abläufen. Bei Tumorpatienten funktioniert das aufgrund eines geschwächten Immunsystems nicht mehr oder nicht mehr richtig, weswegen sie sehr von Heilpilzen profitieren können. In einem Fachartikel berichtet der auf die Mykotherapie spezialisierte Dr. Ortwin Zais über eine Studie in einem deutschen Labor mit zehn verschiedenen Heilpilzpräparaten. Die stärkste Aktivierung der Aktivität der natürlichen Killerzellen zeigte sich beim Hericium erinaceus. Auch bei Pilzen wie Agaricus, Maitake, Coriolus, Cordyceps wurde die NK-Zell-Aktivität gesteigert – ein eindeutiger Beleg dafür, dass Heilpilze ein wertvoller Bestandteil der biologischen Tumortherapie sind.[4] Einige Pilze sind außerdem in der Lage, die Angiogenese der Krebszellen, also die Bildung neuer Blutgefäße und deren Wachstumsstimulation, zu hemmen. Eine Angiogenese-Hemmung reduziert auch das Risiko der Bildung von Metastasen.[5]

Vor dem Hintergrund einer drohenden Krebs-Epidemie sind parasitierende Pilze interessant, weil sie nach dem homöopathischen Ähnlichkeitsprinzip gut gegen den „Parasiten" Krebs wirken. Und hier kommt der chinesische Raupenpilz Cordyceps, der Pilz des Jahres 2007, ins Spiel. So gnadenlos seine Entstehung ist – eine Raupe muss sterben, damit er leben kann(!) –, so einzigartig ist seine Wirkung auch bei

Tumorerkrankungen. Genau versteht man noch nicht, wie der Cordyceps wirkt, doch man könnte es vielleicht mit dem Begriff „sanfte“ Chemotherapie im Sinne einer natürlichen Therapie ohne Gift und daher auch ohne schädliche Nebenwirkungen umschreiben. Reagenzglas- und Tier-Studien zeigen, dass Cordyceps die Entstehung und das Wachstum verschiedener Tumorarten durch verschiedene Mechanismen bremsen kann: Stärkung des körpereigenen Immunsystems, selektive Hemmung der RNA-Synthese (RNA und DNA sind die sogenannten „Schlüsselmoleküle des Lebens“, sie enthalten genetische Informationen und können diese weitergeben), Behinderung der Neubildung von Blutgefäßen im Tumorgewebe, Induktion des programmierten Zelltodes, was bedeutet, dass der Organismus von beschädigten, kranken Zellen gesäubert wird. In einer aktuellen Studie vom Oktober 2022 werden **Adenosin**, **Cordycepin** und **Polysaccharide** als die wichtigsten tumorhemmenden und immunmodulierenden Substanzen genannt. Die Autoren der Studie kommen zu dem Schluss, dass der chinesische Cordyceps *„one type of magic mushroom“*, eine Art Zauberpilz mit beachtlichem Potenzial ist und daher bei der Entwicklung neuer therapeutischer Strategien in der Tumortherapie eine wichtige Rolle spielt.[6]

Niedrig dosiert hemmt Cordyceps nach einer britischen Studie Zellwachstum und Zellteilung, hochdosiert verhindert er das Anheften der Zellen untereinander, wodurch das Krebsgeflecht zerfällt. Am wirkungsvollsten sind Präparate mit einem hohen Gehalt an Cordycepin. 2010 erschien im Fachblatt *Journal of Biological Chemistry* der Artikel „Pilzwirkstoff im Einsatz gegen Krebs“, der über eine britische Studie berichtet.[7]

Weitere wissenschaftliche Publikationen:

- Verschiedene sekundäre Metaboliten aus Cordyceps-Pilzen wirken gegen Tumore.[8]
- Cordycepin dürfte ein Kandidat sein für die Bekämpfung von Krebs und Metastasen.[9]
- Cordycepin hemmt das Tumorwachstum, indem es die Tumor-Apoptose hochreguliert, einen Zellzyklusstillstand herbeiführt und auf Krebsstammzellen abzielt. Cordycepin reguliert die Mikroumgebung des Tumors durch Unterdrückung der mit der Metastasierung zusammenhängenden Stoffwechselwege. Cordycepin kann daher eine wichtige Ergänzung oder ein Ersatzmedikament für die Krebsbehandlung sein.[10]

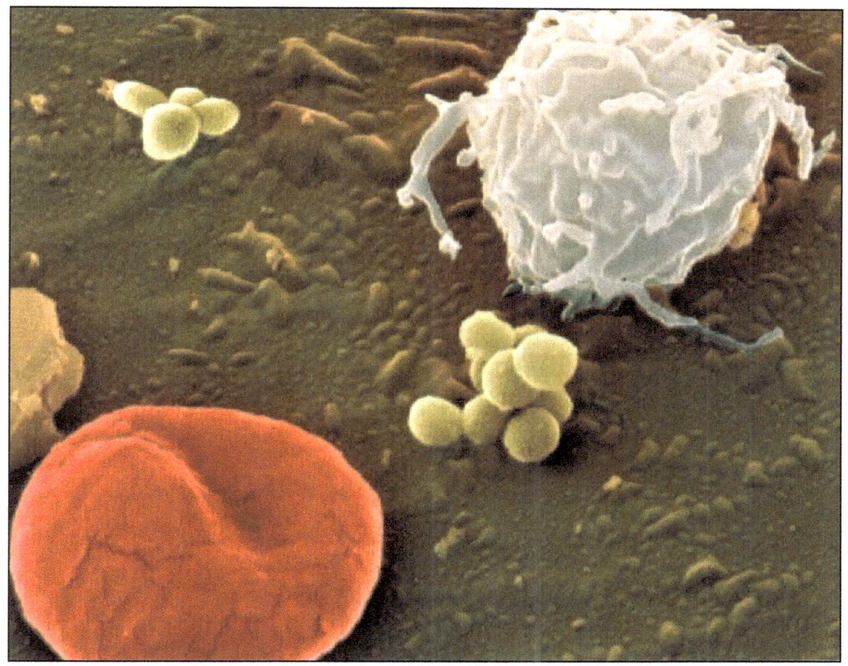

Abb. 20: Weißes Blutkörperchen greift Bakterien (gelb) an, rotes Blutkörperchen schaut zu.

Linderung der Nebenwirkungen von Krebstherapien

Bei vielen Patienten führt die Chemotherapie zu einem Mangel an weißen Blutkörperchen. Mäuse wurden einen Tag vor der oralen Verabreichung eines Heißwasserextrakts von *Cordyceps Sinensis*, der täglich über drei Wochen verabreicht wurde, mit Taxol behandelt. Die Anzahl der weißen Blutkörperchen im Blut von Mäusen, die Taxol erhielten, hatte sich nach einem Monat auf 50 Prozent reduziert, bei den mit CS behandelten Mäusen lag kein Mangel an weißen Blutkörperchen mehr vor.[11]

Weitere wissenschaftliche Untersuchungen zur Tumor- und Metastasen-hemmenden Wirkung des Cordyceps bei verschiedenen Krebsarten:

Blasenkrebs
Eine chinesische Studie ergab, dass die Cordyceps-Pilzverbindung die Apoptose („Selbstmord") von Krebszellen durch die Aktivierung von A3-Adenosinrezeptoren auslöst. In Korea erhielt ein 74-jähriger Mann, bei dem Blasenkrebs diagnostiziert wurde, der in die Lunge metastasiert hatte, Nahrungsergänzungsmittel aus adaptogenen (biologisch aktiven) Pilzen, darunter Cordyceps. Nach vier Monaten war der Lungenkrebs des Mannes rückläufig und die Symptome deutlich gelindert. Das lässt darauf schließen, dass Cordyceps bei Blasenkrebs wirksam ist.[12]

Brustkrebs
Bei menschlichen Brustkrebszellen hemmte Cordycepin das Zellwachstum und verringerte die Lebensfähigkeit der Zellen. Die Ergebnisse der Studie zeigen, dass Cordycepin die menschlichen Brustkrebszelllinien MDA-MB-231 und MCF-7 in vitro effektiv abtötet. Daher sollten weitere Studien durchgeführt werden, um festzustellen, ob Cordycepin ein klinisch nützliches Chemotherapeutikum für menschlichen Brustkrebs sein könnte.[13]

Darmkrebs
Cordycepin unterdrückte bei Mäusen das Wachstum von Dickdarmkrebs, es könnte ein wirksames immuntherapeutisches Medikament bei Dickdarmkrebs sein.[14]

Gallengangs-Karzinom

Das Cholangiokarzinom (CCA) ist ein bösartiger Tumor, der von den Epithelzellen des Gallengangs ausgeht und für seine schlechte Prognose berüchtigt ist. In dieser Studie wurde gezeigt, dass Cordycepin die Proliferation und Angiogenese (Wachstum) von CCA-Zellen hemmt. Diese Daten deuten darauf hin, dass Cordycepin sich als neuartiger Wirkstoff bei der Therapie von CCA eignet und die Prognose deutlich verbessert.[15]

Hodenkrebs

Beim Leydigzellen-Tumor, einem seltenen hormonproduzierenden Hodentumor, der von den Leydig-Zellen des Hodens ausgeht, führte die Gabe von Cordycepin im Tierversuch zur Apoptose („Selbstmord“) der Krebszellen.[16]

Leberkrebs

Die Prognose bei Leberkrebs ist schlecht, die durchschnittliche Überlebenszeit ohne Therapie liegt bei etwa sechs Monaten, Leberzellkarzinome sind weltweit die dritthäufigste Todesursache. Cordyceps verlängert die Überlebenszeit bei Leberkrebs-Patienten.[17]

Lebermetastasen, Lungenkrebs, Melanom

Untersucht wurde die Wirkung eines Wasserextrakts aus *Cordyceps Sinensis* auf die Lebermetastasierung von Lewis-Lungenkarzinom- und B16-Melanomzellen in Mäusen. Das relative Lebergewicht der mit dem Wasserextrakt behandelten Mäuse nahm im Vergleich zu den Kontrollmäusen signifikant ab. Der Extrakt wirkte stark zytotoxisch auf die lungen-Karzinom- und Melanomzellen, während Cordycepin, ein aktiver Bestandteil des Extrakts, diese

Wirkung nicht entfaltete. Diese Ergebnisse deuten darauf hin, dass die anti-metastatische Wirkung auf andere Bestandteile im *Cordyceps sinensis* als Cordycepin zurückzuführen ist.[18]

Leukämie

Untersucht wurde die zytotoxische Wirkung von Heißwasserextrakten aus kultivierten *cordyceps militaris*-Myzelen und kultivierten Fruchtkörpern. Es zeigte sich, dass kultivierte Fruchtkörper besser wirkten als Heißwasserextrakte.[19]

Leukämie und Lymphome

Die aktuelle Studienlage und therapeutische Erfahrungen lassen den Schluss zu, dass Cordycepin bei Leukämie eine rasche Wirkung entfalten kann. In vitro bewirkte Cordycepin die Apoptose der Krebszellen.[20]

Melanom, Lungenmetastasen

Wasserextrakte aus *Cordyceps Sinensis* führten in vitro nach 48 Stunden zur Apoptose von B16-Melanomzellen. Bei Mäusen, denen intravenös B16-Melanomzellen verabreicht worden waren, verlängerte sich die Überlebenszeit im Vergleich zur Kontrollgruppe signifikant. Ein Wasserextrakt aus *Cordyceps Sinensis* könnte dabei helfen, die Bildung von Metastasen zu verhindern.[21]

Ovarialkarzinom

Cordyceps militaris hemmte die Proliferation (Vermehrung), Lebensfähigkeit und Migration (aktive Bewegung) von Eierstockkrebszellen und führte zur Apoptose.[22]

Pankreas-Karzinom

Bauchspeicheldrüsen-Krebs wird als tödlicher Krebs bezeichnet und gehört zu den häufigsten Krebstodesursachen weltweit. Die durchschnittliche Überlebenszeit beträgt fünf bis acht Monate, weniger als fünf Prozent der Betroffenen überleben fünf Jahre. Das Heimtückische am Bauchspeicheldrüsen-Krebs ist die Tatsache, dass die Erkrankung lange ohne Symptome bleibt, später ähneln die Beschwerden denen einer chronisch entzündeten Bauchspeicheldrüse. Deshalb wird ein Pankreas-Karzinom oft erst in weit fortgeschrittenem Stadium entdeckt. Die Heilungschancen dieser hoch aggressiven Tumorart sind dann meist schlecht. Eine chinesische Studie kommt zu dem Ergebnis, dass Cordycepin die Vermehrung von Bauchspeicheldrüsenkrebszellen hemmt und zur Apoptose von Bauchspeicheldrüsenkrebszellen führt.[23]

Prostata-Karzinom

Die vorliegende Studie zeigt, dass Cordycepin ein Therapeutikum für die Behandlung von Prostatakrebs-Patienten sein könnte. Cordycepin ist in der Lage, in menschlichen PC-3-Prostatazellen die Apoptose auszulösen.[24]

Der Ruf des Cordyceps als hoch wirksames Therapeutikum in der biologischen Tumortherapie hat bedauerlicherweise gelitten durch die wissenschaftliche Debatte um seine Wirkung bei hormonabhängigen Tumoren. Da der *Cordyceps Sinensis* ein hormonaktivierender Pilz ist (Östrogen, Testosteron), wird unter Wissenschaftlern darüber diskutiert, ob er in diesem Fall angewendet werden sollte.

Führende Mykologen kommen aufgrund der Studienlage zu unterschiedlichen Beurteilungen – es gibt unterschiedliche Studienergebnisse.[25 – 28]

Patienten, die an einem hormoninduzierten Tumor leiden, wird daher empfohlen, den Pilz nicht einzunehmen. Dies ist nach Angaben der Mykotherapeutin Ulrike Müller von der Gesellschaft für Vitalpilzkunde eine reine Vorsichtsmaßnahme. Wer dennoch vom Cordyceps profitieren möchte, kann ihn ihrer Einschätzung nach ohne Weiteres unter Aufsicht eines Arztes oder Therapeuten einnehmen. Viele Heilpraktiker berichten über positive Erfahrungen mit Cordyceps auch bei Patienten mit hormonabhängigen Tumoren, so Ulrike Müller.

3.2. Aspekte der komplementären Tumortherapie I

Gastbeitrag von Dr. med. Arnold Zilly, Internist und Chemiker, spezialisiert auf biologische Krebsabwehr

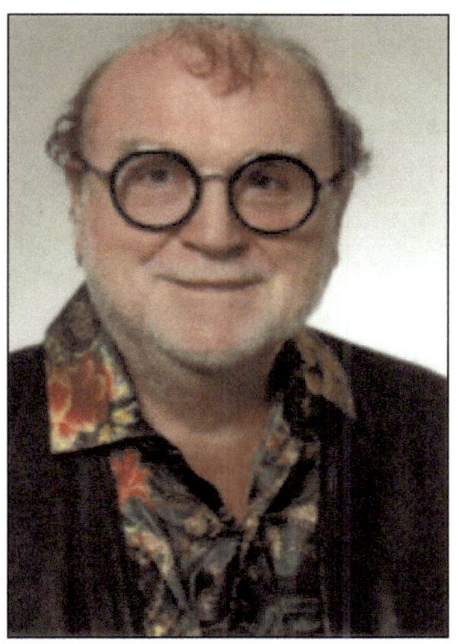

Auch wenn es sich überwiegend um In-vitro- bzw. Tierstudien handelt, die Untersuchungen zur tumorhemmenden Wirkung von Cordycepin und die Therapieerfolge in Asien sind vielversprechend und lassen sich nicht mehr wegleugnen. Hierzulande gibt es bislang nur wenige therapeutische Erfahrungen, weil die TCM ebenso wie die Homöopathie lange Zeit als Quacksalberei abgetan wurde. Ganz allmählich jedoch gewinnen Heilpilze in der integrativen Onkologie an Bedeutung.

Immer mehr Tumorpatienten verweigern die klassische „Therapie", bei der der „Feind" mit scharfen Waffen bekämpft wird – schneiden, bestrahlen, vergiften – und damit der ganze Körper ruiniert wird. Jeder kennt mindestens einen Menschen, der diese Tortur auf sich genommen hat, in der Hoffnung auf ein längeres, besseres Leben, und der diese Hoffnung mit langem Leiden und dem Tod bezahlt hat. Mit der Angst vor dem Tod lassen sich gute Geschäfte machen, denn ein Schwerkranker klammert sich an jeden Strohhalm. Immer höhere Behandlungskosten von bis zu 100.000 Euro pro Patient und Jahr, deutlich beschleunigte Zulassungsverfahren für Krebsmedikamente, bedeutet kürzere Studien, weniger untersuchte Patienten und unsichere Daten. Die Hersteller freuen sich, da sie unverschämt hohe Preise verlangen für ein patentgeschütztes Arzneimittel, dessen Nutzen, wenn es einmal zugelassen ist, nie mehr überprüft wird.[1] Kein Wunder, dass immer mehr Menschen Heilung auf alternativen Wegen suchen. Doch auch da erlebt mancher eine Überraschung, etwa, weil er auf eine vermeintlich magische Substanz setzt, die alles wegzaubert, weil er seinem Körper ohne schlüssiges Konzept zu viele Wirkstoffe und Therapien auf einmal zumutet oder weil er an einen Therapeuten gerät, dem der Profit wichtiger ist als das Wohl seiner Patienten. Das erkennt man meist erst, wenn es zu spät ist.

Eine Tumortherapie sollte niemals in Eigenregie durchgeführt werden, sie gehört in die Hand eines erfahrenen, kompetenten Therapeuten! Deswegen habe ich den Internisten und Chemiker Arnold Zilly, spezialisiert auf biologische Krebsabwehr, gebeten, in diesem Kapitel zusammenzufassen, was man bei der Tumortherapie besser machen kann und welche Fehler man vermeiden muss. Hier seine Ausführungen:

Zunächst möchte ich auf darauf eingehen, welche Fehler Sie vermeiden sollten:

1. Tetracycline sind wertvolle Antibiotika, die aber die Tumortherapie erheblich behindern können; so wirkt beispielsweise Minocyclin anti-apototisch (= den programmierten Zelltod verhindernd). Doxycyclin entfaltet starke Antiprotease-Aktivitäten, d.h., sie hemmen die Aktivität eiweißspaltender Enzyme. Enzyme sind wichtig für die Tumorabwehr, weil sie das Immunsystem stimulieren, Metastasierung verhindern und Nebenwirkung von Bestrahlung und Chemotherapie vermindern.

2. Die Zinktherapie fördert generell Gewebewachstum, bei gesunden ebenso wie bei kranken Gewebestrukturen.

3. Der oft niedrige Eisenspiegel bei Tumorpatienten bessert sich nicht durch Eisen-Substitution; das Tumorgewebe nimmt das Eisen auf und kann sich dadurch besser durchsetzen.

4. Vitamin B12 führt zur Wachstumsstimulation von Tumorgewebe.

5. Ascorbinsäure hat durch Wasserstoff-Ionen eine tumorfreundliche Komponente, weswegen es sinnvoller ist, Natrium-Ascorbat zu verwenden.

6. Metalle führen bei hämatologischen Tumoren (Tumore des Blutes und des Lymphsystems) zur Wachstumsstimulation.

7. Elektromagnetische Wellen, die oft in der Sport- und Unfallmedizin zur Rehabilitation eingesetzt werden, können Tumorzellen Wachstumsreize vermitteln.

Nun möchte ich ausführen, welche Substanzgruppen Tumore zu deren Nachteil beeinflussen können. Meine These ist folgende:

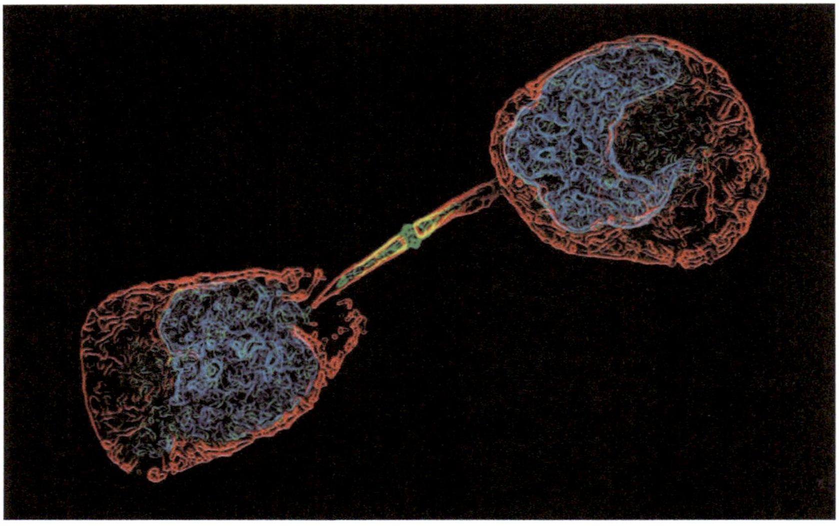

Abb. 21: Zellteilung

Eine Tumorzelle hat verschiedene Probleme. Die Lösung ist nicht, wie bei der Chemotherapie, eine einzige toxische Substanz zu verabreichen, gegen die die Tumorzellen oft sogar Resistenzen bilden, weil sich die Erbinformation der Krebszellen bei vielen Tumorarten immer wieder ändert. Die Lösung liegt auch nicht darin, eine einzige Natursubstanz einzusetzen, sondern darin, verschiedene Substanzen zu verabreichen. Die Heilerfolge im Laufe meiner jahrzehntelangen Praxistätigkeit scheinen meine These zu bestätigen. Zu den tumorhemmenden Substanzen gehört unter anderem das Cordycepin gemeinsam mit den weiteren Inhaltsstoffen des Vitalpilzes Cordyceps: Beta-Glucane, Mannane, Ergosterol,

Adenosin und Uridin. Weitere Heilpilze, die die Apoptose begünstigen, sind Maitake, Reishi, coprinus comatus und Agaricus Blazei Murrill.

Weitere Substanzen, die zum Erfolg einer Tumortherapie beitragen können:

1. Das Halbmetall **Selen**. Es blockiert krebserregende Metalle wie Zink, Cadmium, Blei und Chrom. Die Mikrotubuli, Teile der Tumorzellen, werden gehemmt, und das Immunsystem wird aktiver in der Abwehr von Tumorzellen.
2. **5-Hydroxytryptophan** hemmt die PD-L1-Expression bei Tumorzellen. PD-L1 gehört zu den Oberflächenproteinen, die die Tumorzellen schützen.
3. Das Tricyclin **Berberin**, das unter anderem im einjährigen Beifuß (artemisia annua) und der schwarzen Walnussschale enthalten ist, verstärkt die Apoptose-Bereitschaft von Tumorzellen und soll besonders wirksam sein bei der Mutation des Gens SMARCB1, das die Entstehung von Tumoren unterdrückt. Es gibt 70 Unterarten von Sarkomen. Die moderne Forschung hat herausgefunden, dass eine Reihe davon ein gemeinsames Merkmal hat: Bei ihnen fehlt SMARCB1 bzw. es ist in seiner Funktion beeinträchtigt.
4. Das Pentacyclin **Ursolsäure** begünstigt sowohl Autophagie und Apoptose von Tumorzellen. Es ist unter anderem enthalten in Äpfeln, Bohnenkraut, Salbei und Rosmarin. Ursolsäure stimuliert die Todesrezeptoren von Tumorzellen, die zur Familie der Tumor-Nekrose-

Faktoren (TNF) gehören. Einige Sportler verwenden Ursolsäure zum Muskelauf- und Fettabbau.

5. Auch **Neuroleptika** und der Betablocker **Propanolol** hemmen das Wachstum der Tumorzellen. Wenn diese Substanzen (rechtzeitig) gemeinsam zum Einsatz kommen und synergistisch wirken können, besteht eine realistische Chance auf eine erfolgreiche komplementäre Tumortherapie ganz ohne Gift und schädliche Strahlung.

3.3. Aspekte der komplementären Tumortherapie II

Fragen an Dr. med. Matthias Kraft, Chefarzt der *Bio-Med* Fachklinik für Onkologie, Immunologie und Hyperthermie Bad Bergzabern

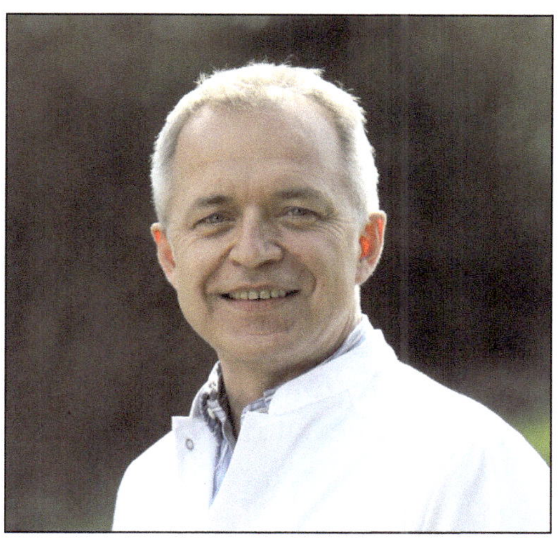

Immer mehr Tumorpatienten sind auf der Suche nach ganzheitlichen Behandlungsmethoden, nicht wenige verirren sich dabei im Dschungel alternativer Therapien, in dem sich auch skrupellose Abzocker tummeln. Mit vermeintlichen Wunderbehandlungen oder -mitteln wird Menschen, die um ihr Leben kämpfen, das Geld aus der Tasche gezogen. Für mündige Patienten ist es lebensnotwendig, gut darauf zu achten, wem sie ihr Vertrauen schenken.

Die *BioMed*-Klinik in Bad Bergzabern ist eine onkologische Fachklinik, in der die konventionellen Methoden mit innovativen Therapien und komplementären Strategien kombiniert werden. Das ist eine Option für Patienten, die auf der Suche sind nach einem Konzept, bei dem schulmedizinische und komplementäre integrative Methoden qualitätskontrolliert Hand in Hand gehen sowie auch für Menschen, die konventionelle Tumortherapien generell ablehnen. In Bad Bergzabern wird neben der Chemotherapie ein breites Spektrum an Therapien angeboten von Hyperthermie, Psychoonkologie, physikalische Therapie, Mikronährstofftherapie, Ernährungsmedizin bis hin zu TCM und sekundären Pflanzenstoffen. Auch der Einsatz von Vitalpilzen gehört zum therapeutischen Konzept. Chefarzt Dr. Matthias Kraft bietet zurzeit ausgewählten Patienten therapiebegleitend Cordyceps als Nahrungsergänzungsmittel an, als Schmelzpastille, die das tumorhemmende Cordycepin in konzentrierter und hoch bioverfügbarer Form enthält. Bei Redaktionsschluss für dieses Buch war es noch zu früh, um abschließende Ergebnisse zu präsentieren. Erste Erfahrungen und Beobachtungen scheinen jedoch vielversprechend.

Dr. Kraft, bevor wir näher auf Ihre langjährigen Erfahrungen mit Vitalpilzen und Ihre jüngsten Erfahrungen mit Cordyceps in der Tumortherapie eingehen, erläutern Sie doch bitte kurz das medizinische Konzept der *BioMed*-Klinik.

Bei der BioMed-Klinik handelt es sich, wie von Ihnen zuvor erwähnt, um eine fach-onkologische Klinik, welche einen komplementären Therapieansatz wählt. Neben klassischen schulmedizinischen Methoden der Tumortherapie, wie z.B. der Chemotherapien, verfolgen wir einen ganzheitlichen Ansatz. Dies bedeutet, dass wir uns nicht als Alternativmediziner verstehen, sondern komplementäre Therapieansätze ganzheitlich in unser Behandlungskonzept integrieren. Hierzu zählt insbesondere, dass wir nicht nur den Tumor im Fo-

kus unseres therapeutischen Handelns sehen, sondern vielmehr den Menschen als Ganzes. Man könnte auch sagen holistisch. Im Vordergrund unserer Behandlungsmethoden steht die Aktivierung von Selbstheilungskräften und hierbei insbesondere die des körpereigenen Immunsystems, welches ja eine wesentliche Rolle bei der Bekämpfung von Tumorzellen spielt. Unsere Kernkompetenz liegt hier in der Anwendung von Hitze (Hyperthermie), welche bekannterweise das Immunsystem stimuliert. Die heilende Wirkung der erhöhten Körperwärme war bereits altägyptischen Hochkulturen (2400 v.Chr.) bekannt. Die antiken Griechen haben diesen therapeutischen Ansatz bewusst und konsequent angewandt. Sie nannten das Verfahren Hyperthermia = Überwärmung. Bereits Parmenides (540-480 v. Chr.) zitiert: „Gebt mir die Macht, Fieber zu erzeugen und ich werde jede Krankheit heilen!“ Coley Williams, vor 100 Jahren Chirurg im Memorial Hospital in New York, erfand das Coley-Serum. Dieses bestand aus Fieber erzeugenden Bakterienstoffen. Er wies nach, dass Tumore (initial Sarkome) nach Injektion dieses Serums zu schrumpfen begannen. In unserem Hause erfolgt die Erzeugung von Hyperthermie zum einen mittels kapazitativ gekoppelter elektromagnetischer Wellen von 13,56 MHz in Form der Tiefenhyperthermie, welche eine Temperatur im Gewebe von ca. 42 Grad Celsius generiert. Demgegenüber steht die moderate Ganzkörperhyperthermie oder auch die Fiebertherapie. Hierbei wird der Körper auf 39-40 Grad Celsius durch Infrarotlicht von außen erwärmt, also Fieber im ganzen Körper erzeugt, und nicht nur in bestimmten Regionen desselbigen. Diese beiden Behandlungsmethoden stellen unsere eigentliche Kernkompetenz dar. Begleitet wird die Tumortherapie durch den gezielten Einsatz von Mikronähr-

stoffen, sekundären Pflanzenstoffen, Spurenelementen und Vitalpilzen. Darüber hinaus erfolgt eine psychoonkologische Betreuung, eine ernährungsmedizinische Beratung sowie physiotherapeutische Anwendungen. Auch die Misteltherapie ist bei uns, ebenso wie die Therapie mit der Christrose, etabliert. Gleichwohl besteht die Möglichkeit an Gruppenschulungen wie Tai-Chi, kreativem Malen und Qigong teilzunehmen. Dies alles mit dem Ziel, Körper, Geist und Seele in Einklang zu bringen und somit die Selbstheilungskräfte zu aktivieren.

Welches sind die tragenden Säulen Ihrer Tumortherapie?

Die klassische Tumortherapie mittels Chemotherapeutika und Strahlentherapie hat das Ziel der Tumorzellzerstörung. Hierbei werden aber auch gesunde Zellen des Körpers angegriffen, insbesondere auch das körpereigene Immunsystem. Dieses wird jedoch benötigt, um Tumorzellen attackieren zu können und somit mittel- und langfristig das Tumorzellwachstum zu unterbinden. Insbesondere die neuen vielversprechenden Substanzen in der Tumortherapie, wie die Immuncheckpoint – Inhibitoren, zielen darauf ab, dass die Immunzellen die Tumorzellen besser erkennen und dann eliminieren können. Ohne intaktes Immunsystem muss man sich dann schon die Frage stellen, wie das dann mit einem kompromittierten Immunsystem funktionieren soll. Hier besteht unser Therapieansatz. Durch unsere komplementäre Behandlung wird eine Möglichkeit geschaffen, diese Therapien zu potenzieren und Nebenwirkungen im Vorfeld bereits zu erkennen und zu minimieren. Hierdurch müssen weniger Therapiepausen eingelegt und die Dosierung der Chemotherapie weniger häufig reduziert werden. Die Säulen unserer Behandlungsmethoden liegen zum einen in der Tumortherapie, daneben aber auch in der Behandlung von chronischen Entzündungen, der sogenannten „silent inflammations". Diese sind nicht sichtbar, aber im Tumorgewebe immer vorhanden. Diese chronische Entzündung triggert das Wachstum von Tumorzellen. Zudem haben wir auch einen Schwerpunkt in der Schmerztherapie und in der Ernährungsmedizin. In der Summe aller uns zur Verfügung stehenden therapeutischen Optionen resultiert hieraus eine breite Basis der Tumortherapie mit mannigfaltigen Optionen, wobei die Anwendung von Hyperthermie traditionell in unserem Hause im Fokus steht. Wir sind die einzige Klinik in Deutschland, bei der die Behandlung von den gesetzlichen Krankenkassen übernommen wird, sodass dem Patienten keine Kosten entstehen. Zudem zählt unsere Klinik zu einer der größten Kliniken weltweit, welche dieses Verfahren anwendet.

Nach meinen intensiven Recherchen über Tumortherapien für das Buch »Wenn das die Patienten wüssten«, eigenen Beobachtungen und Rückmeldungen von Lesern komme ich zu dem Schluss, dass Tumorpatienten selten ganzheitlich als Mensch behandelt werden und dass es eine Art onkologischen Tunnelblick gibt. Weder wird das Thema „Stör- bzw. Zahnstörfelder als Krebsauslöser" berücksichtigt, noch „Traumata als Krebsauslöser", wobei ja allein schon die Diagnose und die Form, in der sie oft übermittelt wird – gerne als Telefonat, das gerade mal drei Minuten dauert – für viele eine traumatisierende Erfahrung ist. Ebenso wie der oft gehörte Satz: *„Wenn Sie nicht sofort mit der Chemo beginnen, sterben Sie!"* Der Patient ist ein Fall, der gemäß den ärztlichen Leitlinien behandelt wird, die – aus meiner Sicht – der juristischen Absicherung eines Arz-

tes oder einer Klinik manchmal mehr dienen als dem Wohl des Patienten. Wie begegnen Sie und Ihre Mitarbeiter den Patienten in der *BioMed*-Klinik?

Auf Augenhöhe. Patienten werden ganzheitlich behandelt und auf ihre Wünsche, Probleme, Bedürfe, Krankheit aber auch Ängste individuell eingegangen. Jeder Patient wird als Individuum wahrgenommen und in Absprache mit dem Patienten ein Behandlungsplan erstellt. Wichtig hierbei ist, dass der Patient mündig und aufgeklärt ist und um die Wirkung der Behandlung weiß. Nur so lässt sich eine vertrauensvolle und langfristige Zusammenarbeit sicherstellen. Dies ist insbesondere deshalb wichtig, da die Patienten immer wieder zu uns kommen, zum Teil über Jahre. Zudem sind die Patienten jeweils ca. 10 Tage stationär, sodass alleine hierdurch eine enge Beziehung und Bindung über viele Gespräche entstehen kann. Der einzelne Patient ist in unserem Hause nicht auf sich alleine gestellt. Vielfach ist gerade der enge Kontakt zu und das Gespräch mit den Mitpatienten in unserem 100-Betten-Haus extrem hilfreich in der Bewältigung dieser Lebenskrise. Da die Patienten alle 3 Monate wieder in unsere Klinik kommen dürfen und trotz fortgeschrittenem Tumorleiden häufig über Jahre hinweg bei uns sind, entstehen hier Freundschaften, die auch außerhalb der Klinik Bestand haben. Dieses Netzwerk aus Ärzten, Therapeuten, Schwestern, Mitarbeitern der Klinik sowie Patientenkontakten ist sehr häufig immens wichtig für unsere Patienten und führt zu einer vertrauensvollen, langfristig angelegten Zusammenarbeit.

Dr. Kraft, können Sie kurz berichten, welche Erfahrungen Sie mit Vitalpilzen bei Tumorerkrankungen gemacht haben?

Die Vitalpilztherapie ist eine wichtige Säule in der Tumortherapie. Insbesondere der Ganoderma (Reishi Pilz), der Agaricus (Mandelpilz) und Hericium (Igel-Stachelbart Pilz) sind gängige Pilze, die in Kombination, einzeln oder auch im Wechsel Einsatz finden. Nicht zuletzt auch durch ihre mannigfaltigen Wirkungen können diese sehr gut in das Therapiekonzept integriert werden. Insbesondere ihre immunmodulatorischen sowie vitalisierenden Eigenschaften haben wir uns immer sehr gerne zu Nutzen gemacht. In diesem Zusammenhang gilt der Cordyceps (Raupenpilz) als sehr günstiger Pilz mit durchaus aktivierenden und immunstimulierenden Eigenschaften. Die Wuchsform des Pilzes offenbart zunächst nicht das Potential, das in ihm steckt. Vielfach wird er verkannt, was die tumorwachstumshemmenden Substanzen betrifft, und eher als Aphrodisiakum eingesetzt. Insbesondere aber das Adenosin und das Cordycepin haben sich in vielen wissenschaftlichen Untersuchungen als sehr potent in der Tumortherapie erwiesen. Als Raupenpilz könnte man ihn insofern als Vielfraß bezeichnen, was dem Namen ja alle Ehre macht. In der Traditionellen Chinesischen Medizin (TCM) wird er bereits breit eingesetzt, leider auch aus anderen Gründen als der Tumortherapie. Deshalb ist er nun in natürlicher Form nur noch im tibetischen Hochland zu finden.

Es gibt nun an Ihrer Klinik erste Erfahrungen mit Cordycepin in hoch dosierter Form. Was können Sie dazu bisher sagen?

Bisher haben wir nur präliminäre Erfahrungen, sodass eine konklusive Aussage aktuell nur schwer möglich ist. Wir wissen also leider nur aus Fremdbeschreibungen, was er in der Lage ist zu leisten. Es macht es uns immer schwierig, den

Therapieerfolg im Rahmen einer multimodalen Therapie, wie wir sie ja durchführen, auf eine Substanz alleine zurückzuführen. Aber ich kann schon sagen, dass nach dem Einsatz von Cordycepin bei einigen Patienten ein durchaus überraschender Krankheitsverlauf eingetreten ist. Gleichwohl sage ich meinen Patienten immer, dass ich einen Therapieerfolg nicht auf mich alleine beziehen möchte. Es geht um das Ganze, und jedes Mosaiksteinchen hat im Verlauf einer Behandlung seine Berechtigung. Wer heilt, hat Recht, das ist mein Credo. Somit kommt es nicht auf den Weg zum Ziel an, das Ziel ist wesentlich. Was mich positiv stimmt, und das möchte ich herausheben, ist, dass die Behandlung bislang quasi nebenwirkungsfrei war. Und das alleine ist ja schon viel wert, wenn auch natürlich ein positives Ergebnis wesentlich ist. Auch wird die Darreichungsform als Lutschtablette von den Patienten sehr gerne angenommen. Meist nehmen die Patienten ja schon sehr viele Kapseln ein.

Können Sie sich vorstellen, dass Cordycepin in Ihrem Haus als Nahrungsergänzungsmittel künftig häufiger zur Anwendung kommt?

Ich gehe sehr davon aus, dass die Therapie mit Cordycepin in Zukunft noch mehr in den Fokus unserer breit gefächerten Behandlungsstrategien rücken wird. Um hier ein endgütiges Statement abgeben zu können, bedarf es aber noch weiterer konklusiver Daten. Derzeit halte ich diesen Pilz für potentiell sehr vielversprechend. Sicherlich wäre es sehr hilfreich im Rahmen einer prospektiven Anwendungsbeobachtung, die Daten zu sammeln, auszuwerten und statistisch sauber aufzuarbeiten – so wie es die von sogenannten Leitlinien getragene westliche Medizin fordert. Dies insbesondere auch vor dem Hintergrund, dass die Tages-Therapiekosten doch durchaus nicht gering sind. Pharmafirmen haben die Möglichkeit, dies zu untersuchen. Hier werden dann zum Teil Studien durchgeführt, welche die „nicht-Unterlegenheit“ eines Präparates belegen. Der Beleg einer Überlegenheit eines neuen gegenüber einem älteren Präparat wäre dann zwar wünschenswert, aber dies ist manchmal dann eben eher nebensächlich, wenn man sein Produkt am Markt platzieren möchte. Man hat ja auch meist viel Geld in die Entwicklung des Präparates investiert. Aber was ist schon Geld, wenn es bei verzweifelt nach einer Lösung suchenden Tumorpatienten in dieser Situation um einen messbaren Therapieerfolg geht. Manchmal sind es in dieser palliativen Situation dann um 2-3 Monate Lebensverlängerung, um die es geht – mit immensen Kosten und teilweise doch deutlichen Nebenwirkungen. Bei einem metastasierten Tumorleiden hat sich bezüglich der Chemotherapie hinsichtlich der Heilungschancen in den letzten 50 Jahren leider nicht viel geändert. Somit geht es vornehmlich um die Erhaltung und Verbesserung der Lebensqualität. Seit der Einführung der neuen zielgerichteten Therapien, auch neudeutsch „targeted therapies“ genannt, hat sich dies gewandelt. Es gibt heutzutage zum Beispiel den „Dickdarmkrebs“ als solchen nicht mehr. Vielmehr spielen Veränderungen in den Genen, sogenannte Mutationen, in der personalisierten Medizin eine wesentliche Rolle. Diese führen dann zu einer unkontrollierten Zellteilung. Und dazu gehören auch Umwelteinflüsse, die den Wandel einer normalen Zelle in eine Tumorzelle induzieren. Dies nennt man dann Epigenetik. Alle zielgerichteten Therapien beeinflussen aber eben nur eine Kausalkette. Meist spielen aber viele genetische Veränderungen eine Rolle. Und hier kommen dann Nah-

rungsergänzungsmittel ins Spiel, welche auf verschiedenen Ebenen ihre Wirkung entfalten. Die Kunst ist es dann, die richtigen zu wählen, viel hilft eben nicht viel. Ich möchte zuvor aber immer gerne wissen, welche Risiken ein Nahrungsergänzungsmittel mit sich bringt. Nebenwirkungen sind ja generell selten bei diesen Präparaten, aber wo eine Wirkung entfaltet wird, gibt es manchmal eben auch Schattenseiten. Ich bin nicht der Mensch, der einfach etwas ausprobiert. Ich war sehr lange auch forschend an verschiedenen Universitäten tätig und habe publiziert. Ich möchte sehr gerne den Dingen auf den Grund gehen, oder zumindest wissen, wie und womit ich behandle. Ich möchte zumindest für mich die Gewissheit, dass es funktionieren kann, und dazu sollte man immer wissen, warum eine Substanz ihre Wirkung entfaltet und wo. Gerade bei Cordycepin sind hier viele Studien an Zellkulturen und im Tiermodell durchgeführt worden, die die Wirkungsweise des Pilzes auf molekularer Ebene nachvollziehbar machen. Immerhin ist dieser Pilz in der TCM ein elementarer Baustein im Behandlungskonzept. Dies fußt auf der dort über Jahrzehnte gewonnenen Erfahrung im Umgang mit diesem Pilz. Sie wird deshalb auch Erfahrungsmedizin genannt. Hier gilt es, den indirekt gewonnenen Wissensschatz zu konservieren und den Nachkommen weiterzugeben. Dies erfolgte lange bevor man die im Labor mühsam gewonnenen pathophysiologischen Erkenntnisse hatte. Man wusste einfach, dass eine heilende Wirkung aus dem Pilz kommt, bei ganz unterschiedlichen Gebrechen. Genauso wie bei der Hyperthermie-Behandlung. In Indien ist hier die ayurvedische Therapie zu nennen, die einer langjährigen Ausbildung bedarf. Ich durfte am eigenen Leibe sehr positive Erfahrungen vor Ort bei mir selbst machen. In vieler Hinsicht war dies eine Bereicherung für mich selbst und meinen Horizont.

Herzlichen Dank für das Interview, Herr Dr. Kraft!

3.4. Aspekte der komplementären Tumortherapie III

Gastbeitrag von Jörg Rinne, Schwerpunkt chronische Erkrankungen und biologische Krebsabwehr

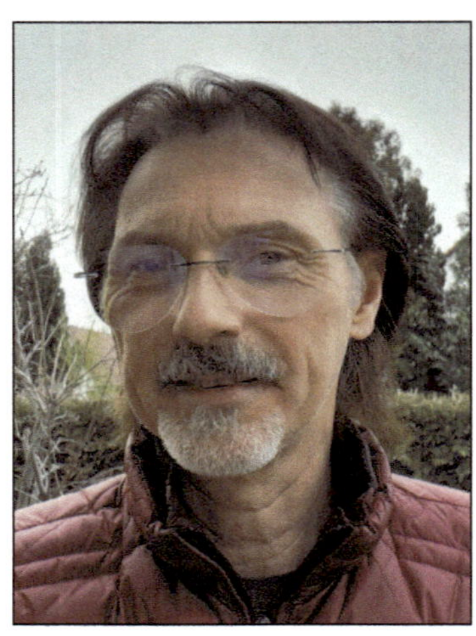

Obwohl die Krebsforschung seit weit über einhundert Jahren Unsummen verschlungen hat und die Literatur über Krebs ganze Bibliotheken füllt, ist es bisher nicht gelungen, das Krebsproblem grundlegend zu lösen und ein sicheres Heilmittel zu finden.

Oder etwa doch? Leider werden viele Ansätze, die der biologischen Therapie entspringen, unterdrückt. Mit ihnen ist kein Geld zu verdienen, da natürliche Substanzen nicht patentierbar sind und ihre Inhaltsstoffe jedermann zur Verfügung stehen.

Nur eine ursachengemäße Therapie führt zur Heilung des Patienten, daher kann eine Chemo- oder Strahlentherapie nie die Lösung sein. Es sind symptomatische Therapiemethoden, denn sie behandeln nur das Symptom, den Tumor, aber nicht dessen Ursache. Sie reduzieren nur die Tumormasse, aber es bleiben immer vereinzelte Krebszellen zurück, die sich an diese Therapiemaßnahmen anpassen, neu aufflammen, um dann ihren Wirt zu töten. So sterben 90% der Krebspatienten an den Metastasen, also den Tochtergeschwülsten des Primärtumors, die oftmals viele Jahre später erst in Erscheinung treten. Was macht nun die Schulmedizin, um nach aggressiver Therapie und Operation die oftmals tödlichen Metastasen zu verhindern? Nichts.

Die Nachsorge ist keine echte Nachsorge, sondern nur eine weitere Diagnostik, um zu schauen, ob bereits Metastasen aufgetreten sind oder nicht. Vorsorge und Nachsorge sind also nur Früherkennung eines Primärtumors oder die frühe Entdeckung von Metastasen. Dabei versteht man doch unter dem Begriff „Vorsorge“ alle Maßnahmen, mit denen man eine ungewollte Situation verhindern will. Wenn also die Vorsorge als Ergebnis die Entdeckung eines Tumors hat, ist sie keine Vorsorge mehr. Ähnlich sieht es mit dem Begriff der Nachsorge aus.

Viele Patienten durchschauen dies und suchen nach Möglichkeiten im Bereich der Naturheilkunde, um Primärtumore zu vermeiden oder metastatische Zellen im Keim zu ersticken. Hier hat die Natur viele Alternativen geschaffen. Eine davon ist das Cordycepin, von dem dieses Buch handelt. Tumorzellen haben einen Schaden in ihrer Energiegewinnung. Sie laufen in einer Art Notstromprogramm, dem archaischen Gärungsstoffwechsel. Dieser Stoffwechseltyp ist der älteste Stoffwechsel auf unserem Planeten und ist der Stoffwechsel eines einzelligen Lebewesens. Hierdurch „vergisst“ die Zelle, dass sie einer größeren Einheit angehört, und verhält sich wie ein Parasit im Organismus. Die zugrundeliegende Stoffwechselstörung hat viele Ursachen.

Neben vorgeburtlichen Faktoren zählen auch Chemikalien der Umwelt, physikalische Faktoren, Darmstörungen und seelische Belastungen dazu. Aber an erster Stelle steht der Vitalstoffmangel durch die falsche Ernährung. Wir leben im Überfluss und sterben an Mangel, da die heutige wohlschmeckende Ernährung nicht mehr die Lebensbausteine (vitalleben, Bausteine-Amine) besitzt, die unser Körper jeden Tag für seinen Stoffwechsel benötigt. Vitalstoffe sind mehr als Vitamine. Die sekundären Pflanzenstoffe sind die Hauptbestandteile von Obst und Gemüse, und sie sind alles andere als sekundär. Es sind die primären Bausteine der Gesunderhaltung und Heilung. So ist auch das Cordycepin als sekundärer Pflanzenstoff ein primärer Baustein für die Heilung von Krebs.

Viele Zahnärzte weigern sich, wurzelbehandelte Zähne zu entfernen. Es sei ein Kunstfehler, sagen sie, und nach aktueller Lei(d)tlinie seien die Zähne so lange zu erhalten wie möglich. Der wahre Kunstfehler besteht jedoch darin, diese Leichen zu produzieren und sie im Körper zu belassen. Tote Zähne verändern sich in Stabilität und Farbe, ein klares Zeichen ihrer Verwesung. Dadurch setzen sie Leichengifte wie Thioether und Mercaptane frei, die man im Orotox oder Topas-Test nachweisen kann. Diese verteilen sich über die Blutbahn und schädigen Lipoid-Strukturen in den Energiekraftwerken der Zellen und treiben diese so in den archaischen Stoffwechsel, der für Krebszellen typisch ist. Daher sollte man totes, verwesendes Material immer aus dem Organismus entfernen, beziehungsweise wenn ein Zahn lebend nicht zu erhalten ist, lieber gleich auf eine Wurzelbehandlung verzichten.

Krebs ist das Endstadium der degenerierten Zelle. Je weiter wir uns von der Natur entfernen, desto eher entsteht Krebs. Derzeit erkrankt jeder zweite Mensch in Deutschland in seinem Leben an Krebs. Die Meidung der Kausalfaktoren erhält die Gesundheit unserer Zellen und verhindert die heimtückischste aller Krankheiten – den Krebs.

Literaturtipp:

Issels, Dr. med.; »Mehr Heilungen von Krebs«, Synergia-Verlag Roßdorf, Neuausgabe 2017

Rinne, Jörg; »Gesund mit Rote Bete – Prävention und Therapie bei Krebs und anderen chronischen Krankheiten«, Synergia-Verlag 2018

3.5. Exkurs: Aromatherapie und transdermale Anwendung

Wirkstoffe über Schleimhaut und Haut optimal aufnehmen

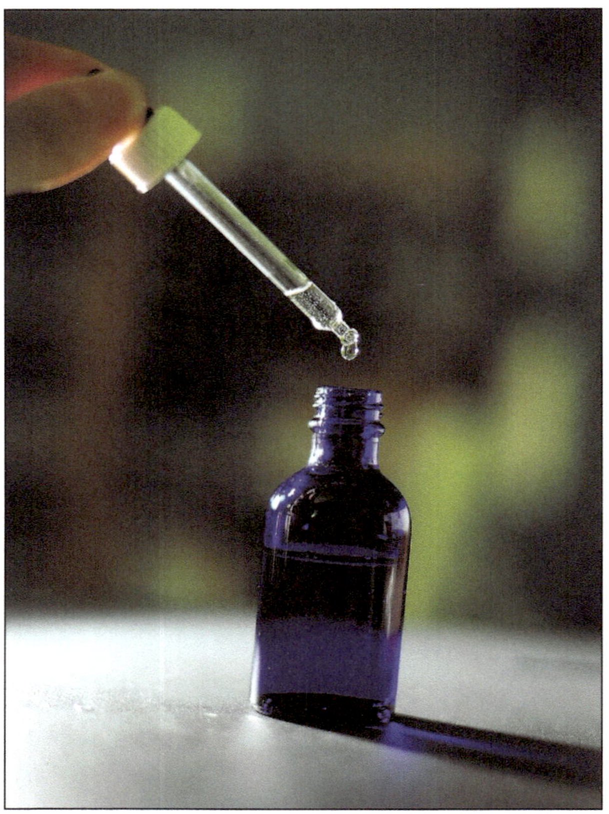

Abb. 22: Aromatherapie – über die Nase auf direktem Weg in das limbische System. Die Chinesen erkannten schon früh, dass man mit ätherischen Ölen eine Wirkung auf Körper und Psyche erreichen kann.

Bevor ich auf eine weitere Darreichungsform von Cordycepin über die Haut eingehe, unternehmen wir einen kurzen Ausflug in die Welt der Aromatherapie, die auf Jahrtausende alter Erfahrung beruht, eine Art Urmedizin der Menschheit. Die

Essenz der Pflanzen wurde nicht nur zur Harmonisierung von Körper, Geist und Seele eingesetzt, sondern auch direkt zu Heilzwecken in Form von Räucherwerk, Harzen, Salben, Kosmetika oder Duftölen. Als Vater der heutigen Aromatherapie, bei der ausschließlich ätherische Öle eingesetzt werden, gilt René-Maurice Gattefossé (1881-1950). Nach einer Explosion im Labor zog er sich massive Wunden zu. Er trug pures Lavendelöl auf, woraufhin die Wunden erstaunlich schnell heilten. Sein Schüler Jean Valnet (1920-1995) setzte im Indochinakrieg mit großem Erfolg ätherische Öle nach chirurgischen Eingriffen ein.[1/2]

Lange Zeit war die Aromatherapie in Vergessenheit geraten, inzwischen erlebt sie eine Renaissance. Ätherische Öle sind die Essenz, die Lebenskraft einer Pflanze, die auf einer feinstofflichen Ebene wirkt. Sie heilt den Ätherkörper, das genaue Abbild des physischen Körpers. Dr. Malte Hozzel, der sich seit 1971 mit ätherischen Ölen beschäftigt, schreibt: *„Ätherische Öle sind Ausdrucksformen der höchsten Intelligenz der Natur. Die Duftpflanzen werden uns dabei helfen, stark zu werden, verlorengegangene Gesundheit wiederzuerlangen und unser Leben sowohl individuell als auch kollektiv angenehmer und mehr in Einklang mit dem Herzschlag des Universums zu gestalten.“*[3]

Das Heilungspotenzial dieser Öle ist so groß, weil sie eine ähnliche Struktur besitzen wie die menschlichen Zellen und das Gewebe, und weil Düfte einen direkten Zugang zu unserem limbischen System haben. Ätherische Öle sind *„sowohl materielle Substanzen als auch feinstoffliche Energien. Sie sind lebende Moleküle.“*, schreibt Hozzel. Die kleinen Moleküle überwinden die Zellmembran und breiten sich durch das Blut im Gewebe aus – im Gegensatz zu den isolierten Molekülen der modernen Medizin. „*Der synergistische Effekt beim Riechen eines ätherischen Öls hat Einfluss auf die energetische Schwingungsfrequenz unsere Zellen und hilft uns dadurch, auf allen Ebenen zu heilen, sowohl physisch wie emotional und spirituell.*“ [4] Die medizinische Aromatherapie kann also bei vielen Erkrankungen die ganzheitliche Heilung unterstützen.

Interessante Forschungsergebnisse aus dem Reich der Düfte liefert seit langem Professor Hanns Hatt von der Ruhr-Universität Bochum, der vor zwei Jahrzehnten weltweit Schlagzeilen machte mit der Entdeckung, dass Spermien Maiglöckchen riechen.

In Zeiten, in denen Tumorerkrankungen sich ausbreiten wie ein Flächenbrand, ist aus meiner Sicht ein Forschungsergebnis besonders interessant: Krebszellen können riechen, und ätherische Öle können zu ihnen hinfinden. Krebszellen tragen auf ihrer Zellmembran bis zu tausendmal mehr Duftrezeptoren als gesunde Zellen und reagieren auf bestimmte Duftstoffe mit einem Wachstumsstopp. So konnte das Wachstum von Blasenkrebszellen durch Sandelholzdüfte signifikant gehemmt werden[5], das Wachstum von Darmkrebszellen ließ sich mit dem Duftstoff Troenan bremsen.[6] Eine weitere Studie der Bochumer Zellphysiologen zeigte, dass ein bestimmter Duftrezeptor mit dem Namen OR2B6 das Potenzial hat, als spezifischer Biomarker für Brustkrebs angewendet zu werden. Auch wenn das bislang nur im Reagenzglas funktioniert, sind die Riechforscher der Ansicht, dass diese Erkenntnisse eines Tages Diagnose und Therapie von Tumoren revolutionieren könnten.[7]

Mehrere Studien anderer Forscher belegen die starke Wirkung von Zimtaldehyd gegen Tumore: Es hemmt die Zellproliferation und ist ein starker Auslöser der Apoptose, also des Selbstmords der Tumorzellen.[8] Weitere Öle, die sich direkt auf Krebszellen auswirken, sind Thymian, Rosmarin, Oregano, Kamille und Weihrauch. Die sogenannten pflanzlichen Sekundärstoffe, die in ätherischen Ölen enthalten sind, wirken sich also sehr positiv in der Vorbeugung und Therapie von onkologischen Erkrankungen aus. Auch wenn es sich „nur" um In-vitro-Studien handelt, gibt es Therapieerfolge, die dafür sprechen, dass ätherische Öle wie eine Art Korrekturprogramm auf fehlerhafte Zellen wirken können. Im Zeitalter der Selbstheilung ist es aus meiner Sicht einen Versuch wert, die sanfte Aromatherapie in ein komplementäres Behandlungskonzept mit einzubeziehen

Wir können ätherische Öle inhalieren oder mit naturreinen ätherischen Ölen angereicherte Trägeröle direkt in die Haut einmassieren. Dr. Daniel Pénoël, einer der Pioniere der Aromatherapie, hat eine Methode entwickelt, bei der unverdünntes ätherisches Öl – bei einem Grippe-Virus etwa *Eucalyptus radiata* – so schnell wie möglich durch die Haut dringen soll, um virale Attacken abzuwehren.[9] Der Vorteil der transdermalen Applikation: Auch hier wird der Weg über Magen und Leber (First-Pass-Effekt) umgangen.

Der Entwickler der lyophilisierten Cordyceps-Schmelzpastillen, der weitere Anwendungsmöglichkeiten erforscht, hatte die Idee, ein Hautöl zu konzipieren, das mit einem Cordyceps-Extrakt mit hohem Cordycepin-Anteil angereichert ist. Dünn aufgetragen, kann es in tiefere Hautschichten eindringen und dort seine Wirkung entfalten. Denkbar ist eine Anwendung bei Neurodermitis, Psoriasis oder anderen Immunerkrankungen. Michael Ullrich zum Produktionsverfahren: *„Durch Ultraschall-Extraktion werden die Wirkstoffe des Cordycepspilz-Extraktes in das Öl extrahiert. Nach der Extraktion wird nicht filtriert, weil dadurch die Wirkkräfte abgeschwächt würden. Das extrahierte Öl wird nur durch Sedimentation (Zentrifugation) von den Feststoffen befreit. Wichtig zu erwähnen ist, dass der Extraktionsprozess die Körpertemperatur nicht überschreiten darf, da sonst wichtige Eiweißbausteine geschädigt werden. Während der Extraktion sorgt ein Rührwerk für eine gute Verteilung des Pilzextraktes im Öl, um es besser aufschließen zu können. Bei unserem Extraktionsverfahren sprechen wir von einem Vollspektrum-Auszug des Pilzes, das ist die Besonderheit an diesem Cordyceps-Öl. Die besondere Mischung der Öle sorgt dafür, dass die Wirkstoffe gut über die Haut aufgenommen werden. Weitere Verarbeitungsformen des Cordyceps-Öls sind in Entwicklung, etwa eine transdermale Verabreichung über eine Creme-Lotion oder Spray.“*

Man kann die Anwendung einer Cordyceps-Lotion optimieren, indem man dafür sorgt, dass die Wirkstoffe noch intensiver in tiefere Hautschichten eindringen. Verschiedene Wege sind denkbar: Ultraschall oder Hochfrequenz. Ich experimentiere gerade mit meinem Hochfrequenzgerät, das sich für die lokale Behandlung eignet. Dass hochfrequente Strahlung heilen kann, hatte der geniale Erfinder Nikola Tesla in den 1920er-Jahren festgestellt, als er mit seiner Tesla-Spule experimentierte. In Zusammenarbeit mit Tesla hatte der 1870 in Minsk geborene Georges Lakhovsky den legendären Multiwellen-Oszillator gebaut. (Detaillierte Informationen dazu finden Sie im Buch »Wenn das die Patienten wüssten«.)

Hochfrequenzgeräte werden heute in der Rheumatologie, Orthopädie, zur Wundbehandlung und auch in der Kosmetik verwendet. Nach meinen Kiefer-Operationen gibt es eine Stelle, bei der ein Nerv verletzt wurde, sie ist noch schmerz- und druckempfindlich. Ich trage täglich Cordyceps-Öl dünn auf die Wange auf und befelde die kritische Stelle dann mit meinem Hochfrequenzgerät. Der Effekt ist sehr wohltuend, die Haut wird rosig, weil die Durchblutung angeregt wird, und nach achttägiger Anwendung spüre ich – Stand 20. Februar 2023 – allmählich Schmerzlinderung.

Kapitel 4
Wechselwirkungen

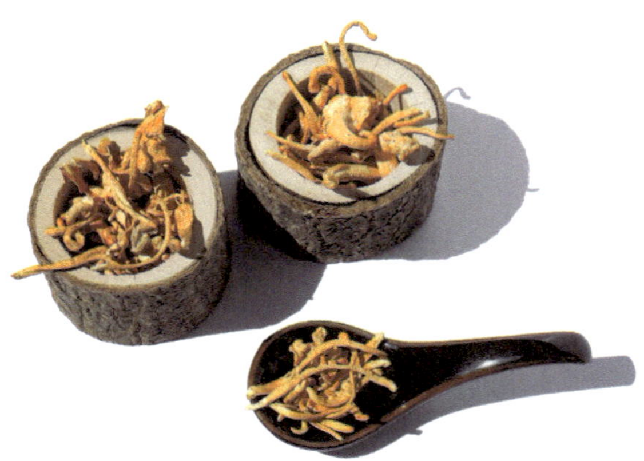

Abb. 23: Cordyceps getrocknet

Cordyceps wird in der TCM seit langem angewandt, eignet sich als Nahrungsergänzung für fast alle Menschen, und über Nebenwirkungen ist nichts bekannt. Die Erfahrungsheilkunde spricht für sich, und da der Raupenpilz in China und Japan als sicheres Heilmittel gilt und für den Einsatz in Kliniken freigegeben ist, braucht es aus meiner Sicht auch keine wissenschaftlichen Studien – Versuche wurden dennoch durchgeführt. Selbst bei sehr hoher Dosierung – 80 Gramm pro Kilogramm Körpergewicht, das wären 5,6 Kilogramm bei einem Menschen, der 70 kg auf die Waage bringt – wurden keine Nebenwirkungen beobachtet.[1] Werden zusätzlich zum Cordyceps schulmedizinische Medikamente eingenommen, ist in bestimmten Fällen Vorsicht geboten.

Generell ist es ratsam, zwischen der Einnahme von Medikamenten und Vitalpilzen einen Abstand einzuhalten. Da Cordyceps eine leicht blutverdünnende und gefäßerweiternde Wirkung hat, sollte er nicht gemeinsam mit blutverdünnenden Medikamenten wie Marcumar, Warfarin oder Anopyrin eingenommen und vorsichtshalber eine Woche vor Operationen abgesetzt werden. Patienten, die Antidiabetika oder Antikoagulanzien einnehmen, sollten berücksichtigen, dass Cordyceps den Blutzuckerspiegel beeinflussen kann. Vorsicht ist auch geboten bei Menschen, die Asthma-Sprays mit Beta-2-Sympathomimetika verwenden. Cordyceps entspannt nicht nur die glatte Muskulatur der Gefäßwände, sondern auch die glatte Muskulatur der Atemwege, kann also die Wirkung dieser Medikamente möglicherweise in unerwünschter Weise verstärken. Möglicherweise verringert Cordyceps die Wirkung von Immunsuppressiva wie Corticosteroiden. Empfindliche Menschen können bei hoher Dosierung mit Verdauungsbeschwerden reagieren, diese Beschwerden klingen in der Regel nach einigen Tagen ab.[2]

Falls Sie darüber nachdenken, Cordyceps einzunehmen, und regelmäßig Medikamente schlucken müssen, halten Sie am besten Rücksprache mit Ihrem Arzt.

Kapitel 5
Cordyceps in der Tierheilkunde

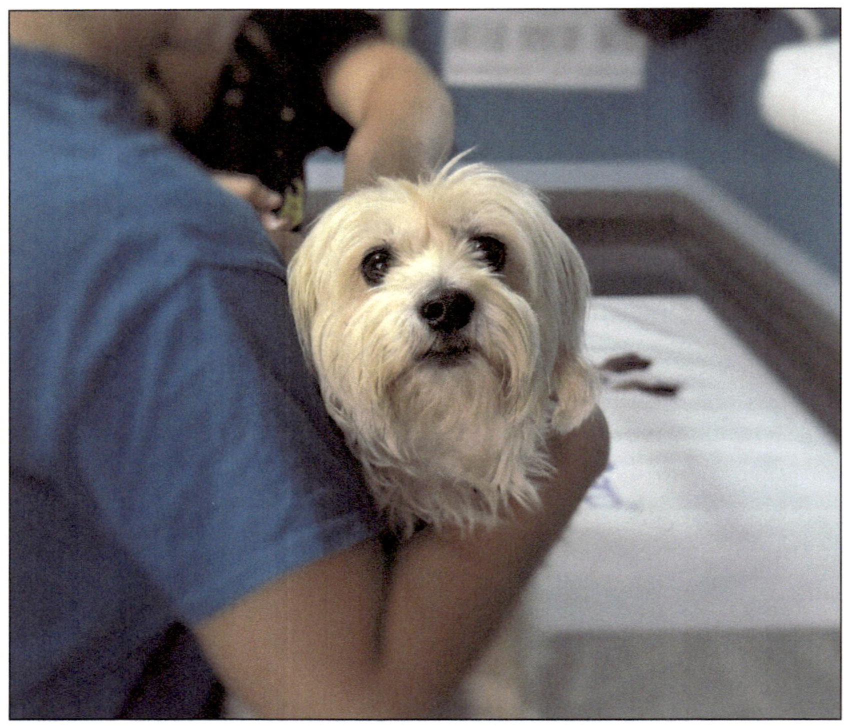

Abb. 24: Cordyceps macht auch Vierbeiner wieder fit!

Antioxidative und adaptogene Wirkung, Entgiftung, Immunstärkung, Regeneration – die Masterkompetenzen von Vitalpilzen entdecken auch immer mehr Tiertherapeuten und empfehlen in bestimmten Fällen eine Mykotherapie für Hund, Katz, Pferd & Co. Frauchen und Herrchen müssen die Tiere nicht mit Kapseln quälen, sondern können das Pilzpulver unter das Futter mischen. Gravierende Nebenwirkungen sind auch bei Tieren nicht zu befürchten. Zu Beginn kann es in einzelnen Fällen zu Blähungen und leichten Durchfällen kommen, dann wird die Dosis vorübergehend reduziert, in der Regel klingen die Beschwerden nach einer drei- bis fünftägigen Umstellungsphase dann wieder ab. [1]

Der Cordyceps wird in der ganzheitlichen Tierheilkunde oft bei Nierenproblemen und Parasiten eingesetzt. In der Praxis hat er sich außerdem bewährt bei:

- Asthma, Lungen- und Bronchialerkrankungen, COPD
- Begleitende Tumortherapie
- Borreliose
- Bakterielle Erkrankungen
- Regulation des hormonellen Systems
- Nierenschwäche und/oder Niereninsuffizienz
- Stimmungsaufhellung, bei Ängsten und Unruhe
- Steigerung der Leistungsfähigkeit
- Entgiftung
- Begleitende Therapie bei Rheuma und Arthrose
- Cushing (verschiedene Beschwerden und Körperveränderungen, die dadurch ausgelöst werden, dass bestimmte Botenstoffe im Körper, die sogenannten Glukokortikoide, über Tage und Wochen in zu hoher Menge im Körper vorhanden sind)
- Begleitende Therapie bei Lymphomen und Leukämie
- Schilddrüsenerkrankungen

Bitte beachten Sie: Wegen seiner leistungssteigernden Wirkung fällt Cordyceps bei Turnierpferden unter das Dopinggesetz!

Dosierungsempfehlung: Täglich zirka ein Gramm Cordyceps-Pulver pro 10 Kilogramm Körpergewicht zur Nahrung geben.

Kapitel 6
Magic mushroom!
Die wunderbare Welt der Pilze

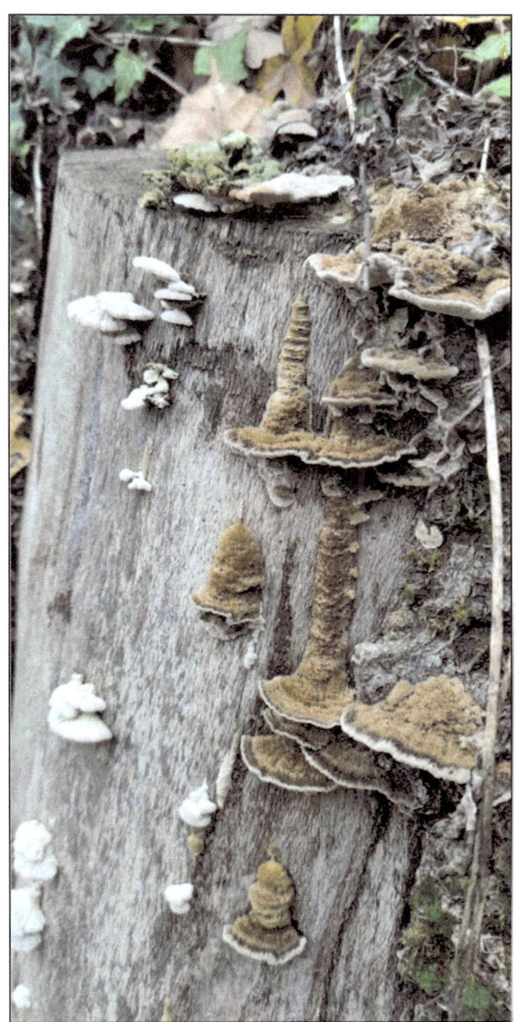

Abb. 25: „Ureinwohner“ des Waldes: Pilze.

„In unseren Wäldern lebt ein Wesen, das größer ist als ein Elefant und wohl 12.000-mal so alt wie das Menschengeschlecht; still, starr und unsichtbar verbirgt es sich unter Erde, Moos und Wurzelwerk: der Pilz. Sein Anteil am Werden und Vergehen ist für das Leben so wichtig wie das Licht der Sonne für seine grünen Vettern. Seine Früchte faszinieren uns Menschen von jeher durch ihre Mannigfaltigkeit in Farbe und Gestalt, Geruch, Geschmack und Wirkung und stoßen uns gleichermaßen ab.“[1]

Ralph Cosack

Bei einem Spaziergang durch den Wald nehmen wir neben Bäumen, Farnen, Moos und Wurzeln eine Spezies wahr, die die Welt seit mindestens 800 Millionen Jahren bewohnt: Pilze. Von ihnen sehen wir allerdings nur den oberirdischen Fruchtkörper, der Pilzsporen produziert. Das unterirdische Königreich der Pilze ist für uns unsichtbar. Unter einem Fußabdruck enthält die Erde 500 Kilometer Pilzfäden, bis zu sechs Tonnen Pilzfäden können es pro Hektar sein. Ein Pilz von gigantischem Ausmaß ist der auf 2.400 Jahre geschätzte Hallimasch in Oregon. Er erstreckt sich über neun Quadratkilometer – das entspricht einer Fläche von 1.200 Fußballfeldern.[2] Auch wenn sie oberflächlich betrachtet ein unscheinbares Dasein fristen, spielen sie eine wichtige Rolle für das Ökosystem: Mit ihrem Netzwerk versorgen sie die Pflanzen mit Wasser, Mineralien und Information, weshalb man sie auch das Internet des Waldes nennt – ein World Wide Web von gigantischen Ausmaßen, ein Kommunikationsnetzwerk nicht nur für die Pilze, sondern auch für Bäume und Pflanzen.

Das „Gehirn der Natur", wie Paul Stamets, der Pionier der Pilzforschung, es nennt. Ein Superhirn.[3] Der japanische Forscher Toshiyuki Nakagaki machte ein Experiment mit dem Schleimpilz. Binnen weniger Stunden schaffte dieser, wozu ein Ingenieur vermutlich Monate brauchen würde: Er ermittelte die verkehrsgünstigsten Verbindungen zwischen Tokio und anderen Städten. *„Ich möchte meine dumme Meinung ändern, einzellige Organismen seien dumm."*, kommentierte Nakagaki das Ergebnis seines Experiments. Manch einer sieht im Pilz Gaia, eine überirdische Schöpfungskraft, die unser Leben überhaupt erst ermöglicht.[4]

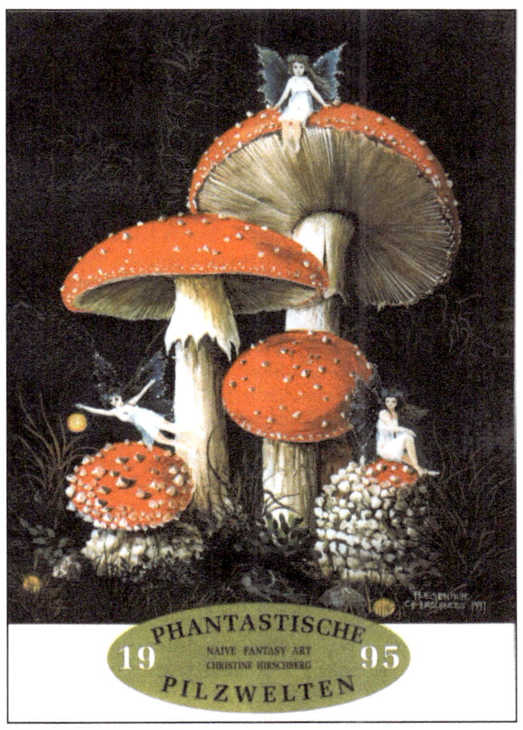

Abb. 26: Fliegenpilze als Motiv märchenhafter Welten

Früher glaubten die Menschen, Pilze entstünden dort, wo Blitze in die Erde eingeschlagen sind, Gewitter waren für sie ein Werk der (Donner-)Götter. Der ägyptische Gelehrte Athenaios schrieb im 3. Jahrhundert nach Christus, die Menge der Trüffel hänge von der Häufigkeit der Gewitter ab. Im mittelalterlichen Europa wurden Pilze ins Reich der Hexerei verbannt. Sie waren seltsame Geschöpfe, nicht Tier, nicht Pflanze, manche von schleimiger Konsistenz, die wie aus dem Nichts aus dem Boden schießen, Schattenwesen mit bizarren Formen – den Riesenbovist hielt man für eine ausgebrannte Sternschnuppe.

Die aphrodisierende und psychotrope Wirkung und die Tatsache, dass es sehr giftige Pilze gibt – man denke an die legendären Giftmorde der Medici –, machten sie zu geheimnisumwitterten Bewohnern der Unterwelt, ebenso wie Geister, Dämonen, Gnomen, Zwerge und Feen. Viele volkstümliche Namen für die Pilze zeigen den Bezug zur Anderswelt, Zauberei und Hexerei: Satanspilz (Boletus satanas) = Teufelspilz, Hexenei (Ovum der Stinkmorchel), Hexenpilz (Boletus luridus), Hexenhut (Hygophorus concus), Hexensessel (Amanita muscaria, Fliegenpilz), Todeskappe (Amanita phalloides), „Giftkuchen“ etc.[5]

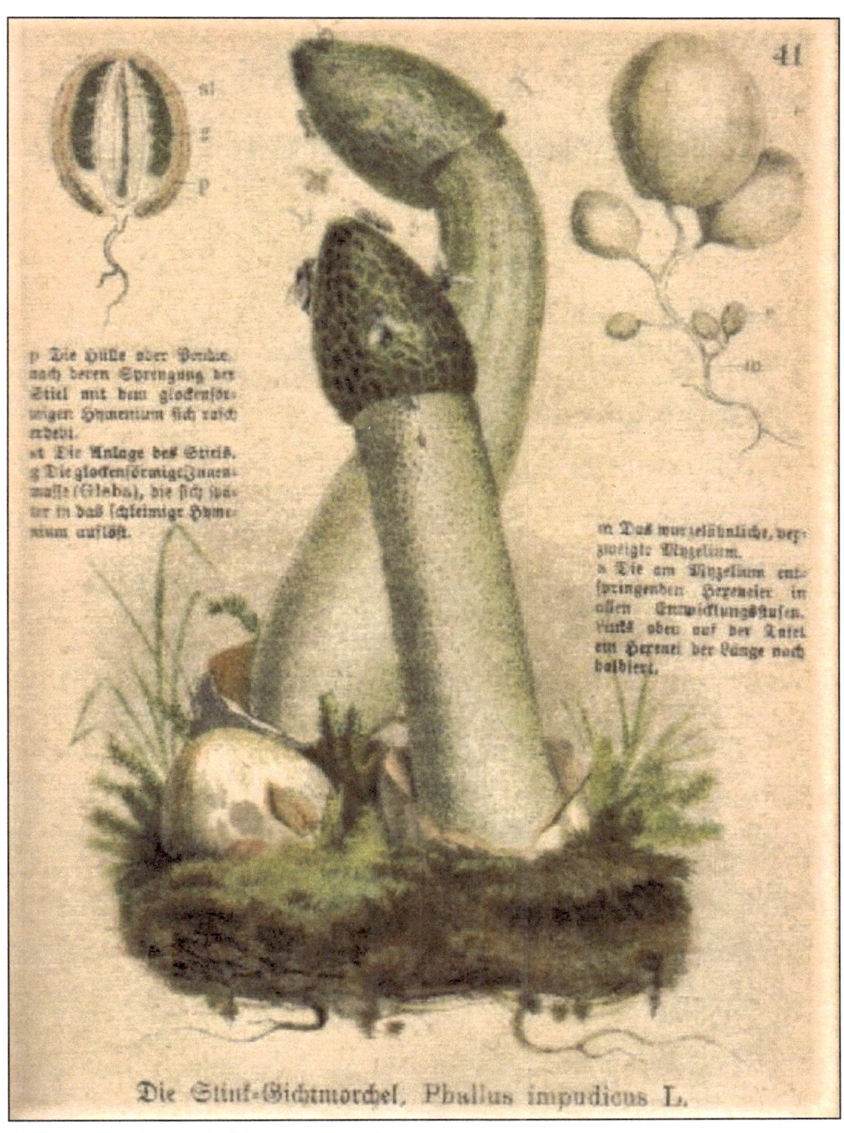

Abb. 27: Stinkmorchel bzw. Hexenei

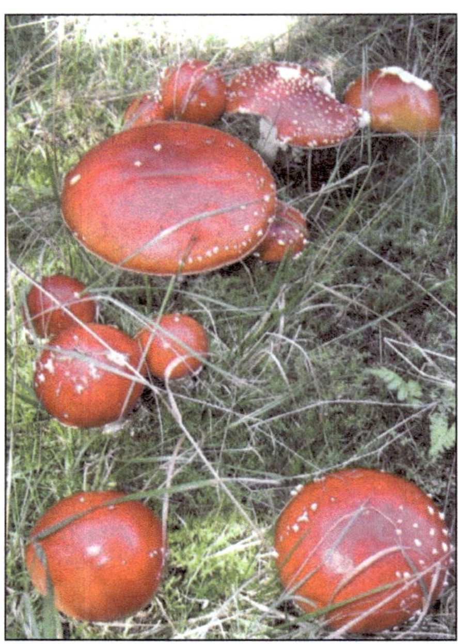

Abb. 28: Hexenring

Pilzfruchtkörper, die im Kreis wuchsen, nannte man Hexenringe oder Truden-Tanzplätze, und man munkelte, sie wüchsen in der Walpurgisnacht und machte einen großen Bogen um sie im Glauben, sie wären ein Tor zur Anderswelt, aus der es kein Entrinnen gebe. Man durfte diese Kreise nur bei Vollmond betreten, nachdem man neun Mal um sie herumgegangen war. Zur Zeit der Hexenverfolgung wurden solche Pilzkreise als Spuren eines Tanzes beim Hexensabbat gedeutet. Psychoaktive Pilze, sogenannte Zauberpilze, können das menschliche Bewusstsein mit dem Blitz der Erleuchtung durchzucken. Sibirische Schamanen benutzten ihn, um in unsichtbare Welten zu gelangen, um Kontakt mit Geistern und Verstorbenen aufzunehmen. Die daoistischen Alchemis-

ten schufen aus den „fünf wunderbaren Pilzen der Unsterblichkeit", zu denen wahrscheinlich der Fliegenpilz und andere Zauberpilze gehörten, zusammen mit Zinnober und Jade das Elixier der Unsterblichkeit. Für die europäischen Alchemisten war der Fliegenpilz möglicherweise das in den hermetischen Schriften beschriebene Synonym für den „Stein der Weisen".[6]

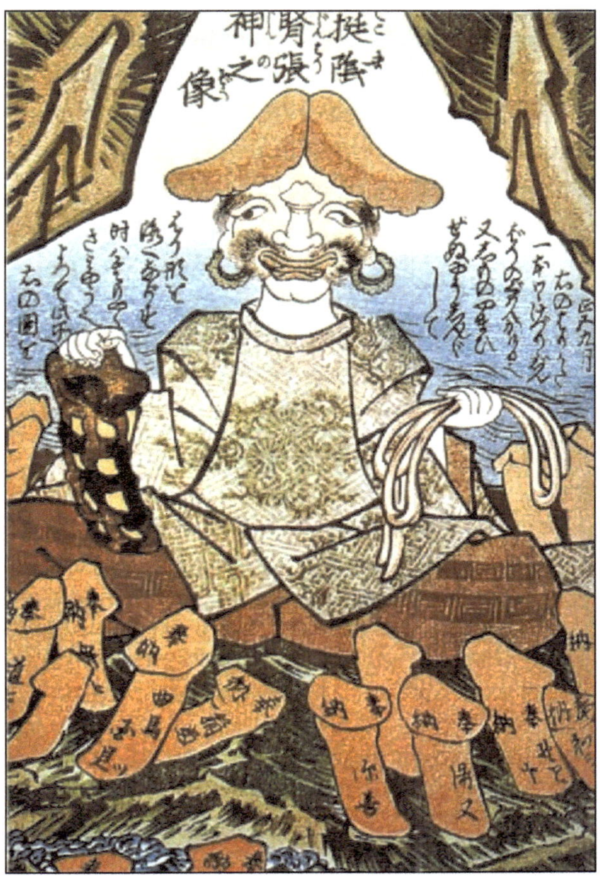

Abb. 29: Ein Pilz-Phallus-Mensch erntet die Phallen der Erde; japanischer Holzschnitt.

Namen wie „Pilz des ewigen Lebens“, „König der Pilze“ oder „Göttlicher Pilz der Unsterblichkeit“ zeigen die Verehrung, die man Pilzen in Asien entgegenbringt. Hildegard von Bingen, die große Heilkundige des europäischen Mittelalters, stimmte ebenso wie Paracelsus mit der Traditionellen Chinesischen Medizin überein und wusste Pilze zu schätzen: Sie baute sie in ihre Therapie ein, und in ihren Schriften erwähnt sie auch den Reishi, den göttlichen Pilz der Unsterblichkeit, der seit Jahrtausenden fester Bestandteil in der chinesischen Naturheilkunde ist.[7]

Pilze sind Überlebenskünstler, sie brauchen weder Luft noch Sonnenlicht. Sie vertragen Hitze und Kälte, manche halten sogar radioaktive Strahlung aus. Sie helfen bei Recycling, Entsorgungs- und Gärungsprozessen (Wein, Bier, Kefir, Käse, Brot). Als Antibiotikaproduzenten retten sie Menschenleben. Als berauschende Drogen spielen sie seit Jahrtausenden eine Rolle in verschiedenen Kulturen und Religionen.[8]

Sie haben Heilkraft und einen hohen Nährstoffgehalt, die bioaktiven Substanzen der Pilze sind absolut einzigartig in unserem Nahrungsspektrum, das wussten unsere Vorfahren ohne wissenschaftliche Studien. Während dem Zweiten Weltkrieg und kurz danach wurde die Bevölkerung über den Rundfunk aufgefordert, die karge Kost durch das Sammeln nährstoffreicher Pilze zu ergänzen.

Kapitel 7
Cordyceps aus Sichtweise der Traditionellen Tibetischen Medizin und Mystik

Gastbeitrag von Bran O. Hodapp, tibetischer Lama

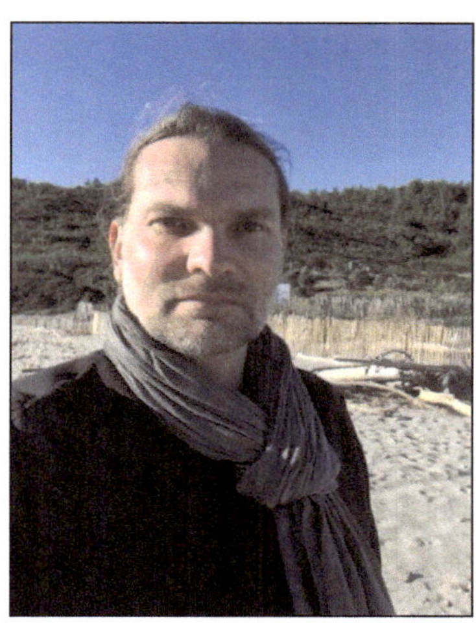

Schon etliche hundert Jahre vor Christus kannten sowohl Ärzte als auch Mystiker die für den Menschen negativen und positiven Kräfte der Natur. Schamanen aller Kulturen versetzten sich in Trance, um mit der sogenannten Anderswelt oder dem Reich der Geister, Götter und Dämonen zu kommunizieren und eine Brücke zwischen dem Jenseits und dem Diesseits zu schlagen.

Als ich vor etwa 25 Jahren damit begann, Traditionelle Tibetische Medizin (TCM) zu studieren, erstaunte mich das Wissen der Tibeter über medizinische Details, die bis heute auch in der westlichen Medizin allgemeingültig sind, und dass jeder traditionelle tibetische Arzt auch heute noch dieses alte Wissen unverändert lernen und verstehen muss.

So glauben die Tibeter, dass es vier große Gruppen an Krankheitsursachen gibt und alle bekannten Krankheiten in eine dieser vier Gruppen und 404 Untergruppen einzuordnen sind. Als Ursache für Krankheit gilt:

- Diät bzw. Ernährung
- Lebensgewohnheiten
- Ort
- sogenannte energetische Provokationen

Die Ernährung kann umgestellt, und die Lebensgewohnheiten wie zu viel Sport oder zu wenig Sport, zu wenig Schlaf oder zu viel Schlaf, können, wenn erkannt, positiv geändert werden. Dass auch der Ort, an dem man lebt, krank machen kann, bestätigen Radiästheten, aber auch sensitive Menschen, die einfach in der Lage sind zu fühlen, ob ihnen die jeweilige örtliche Umgebung gut tut oder nicht. Im Falle von Krebserkrankungen geht man davon aus, dass einer der Hauptauslöser der Tumorbildung tatsächlich sog. Strahlenbelastungen sind. Diese Belastungen sind meist am Schlafplatz zu lokalisieren.

Bei Themen wie „energetischen Provokationen" steigt dann der westlich konditionierte rationelle Verstand meist aus. Doch gerade hier liegen die schwerwiegenden Ursachen gefährlicher Erkrankungen, so die tibetische Medizin. Sind Krankheiten energetisch bedingt, so können diese auch nur energetisch erfolgreich behandelt oder geheilt werden.

Hier hilft die Natur und die sich entwickelte Kräuterheilkunde als Vermittler zwischen der körperlichen Ebene und der energetischen bzw. feinstofflichen Ebene des menschlichen Organismus und seiner Dimensionen.

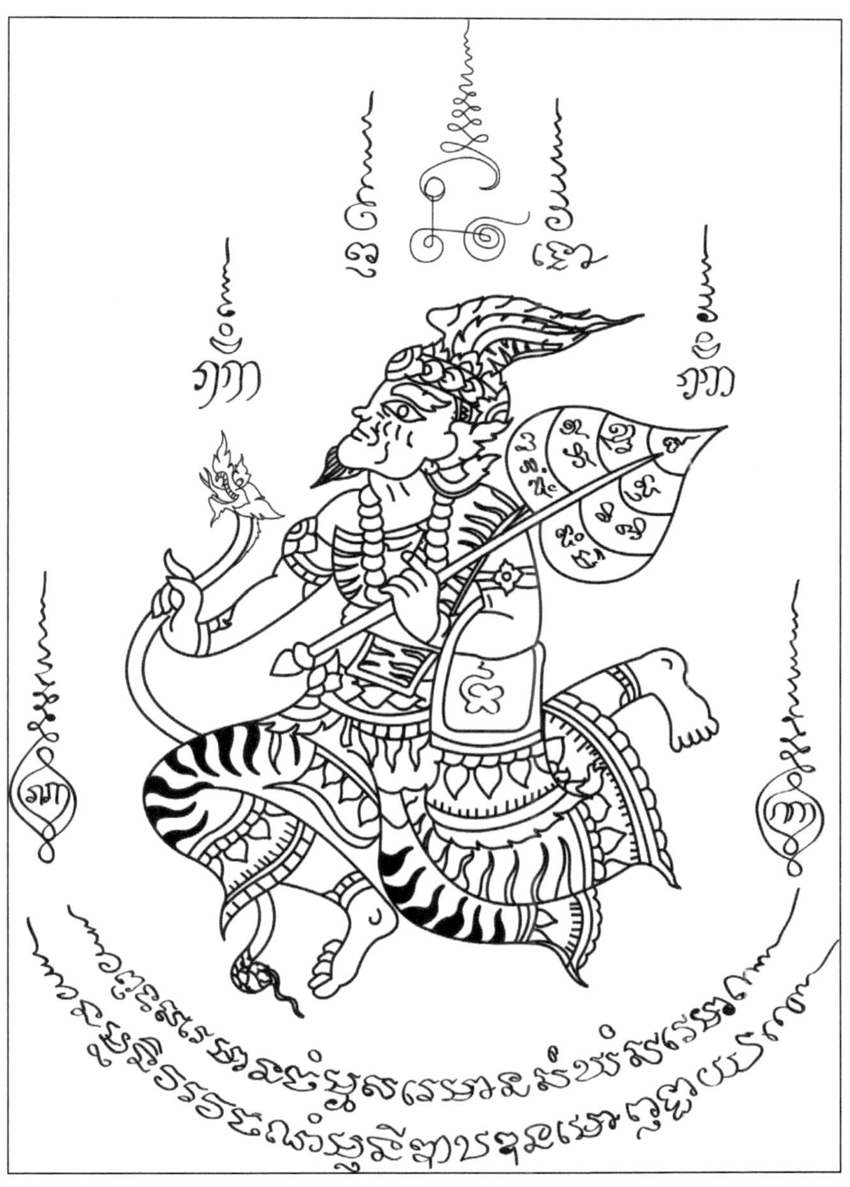

Abb. 30: Thai Sak Yant – eine sakrale Figur

Das alte Wort „GU“ bedeutet im chinesischen „Gift“ – ein Gift, das in eher dunklen magischen Zeremonien zubereitet wurde, um Feinde gefügig zu machen oder ihnen unheilbare maligne Krankheiten anzuhängen. In alten chinesischen Skripten, aber auch in Tibet und Thailand, findet man solche Überlieferungen des GU. Es wurden die giftigsten Insekten und Tiere in ein Glas gesperrt und man wartete darauf, bis nur noch ein einziger Kontrahent als Sieger überlebte. Es waren der besonders giftige rote Tausendfüßler, Skorpione, Schlangen, aber auch die sogenannte goldene Seidenraupe. Man glaubte, dass der Überlebende nun die Quintessenz aller Gifte von mindestens fünf verschiedenen Kreaturen und somit das tödlichste Gift in sich trug, welches man dann später extrahierte. In Thailand hörte ich, dass der Überlebende dieses Duells die Seidenraupe war. Doch wer besiegte die Seidenraupe dann letztendlich doch? Es war der Cordyceps-Pilz, der sich auf den Raupen ansiedelte und sprießte. In Tibet, China und weiten Teilen Südostasiens ist der Cordyceps-Pilz als altes und extrem wirksames Heilmittel bekannt – als Antidot gegen schwarze Künste der Magie oder energetische Probleme aus der Anderswelt.

Will man sich mit dem Geist des Pilzes oder der Seidenraupe oder deren Essenz verbinden – in Trance beispielsweise –, kann man auf höhere geistige Wesenheiten treffen, die dem Menschen dieses Heilmittel zur Verfügung stellen. Es ist Maha Deva Shiva selbst, dessen Segen auf dieser Heilessenz liegt und der der Schirmherr aller Yogis und Einsiedler ist.

Betrachtet man erneut die traditionelle tibetische Medizin, so ist dort zwingend vorgeschrieben, dass alle Heilkräuter,

Juwelen-Pillen usw. nach deren Herstellung auch rituell gesegnet, also energetisch mit positiver Lebenskraft geladen werden sollten. Ein christlicher Anwender beispielsweise könnte sich in einem Dankgebet an seine Gottvorstellung richten, um dessen Segen und Heilung bitten, und dann erst Cordyceps einnehmen. Ein Hindu betet zu Shiva, ein Atheist darf sich gerne an die lebensspendenden Prinzipien halten, während ein Nihilist wahrscheinlich gar nicht auf die Idee kommen wird, sich im Garten der Natur bedienen zu wollen.

Bran O. Hodapp (Rangdrol Tobkyi Dorje) ist Ngakpa-Lama der tibetisch-buddhistischen Nyingma-Tradition – www.bodhisat.net

Kapitel 8
Der Pilz der Kaiser
Mythenumwobener Cordyceps

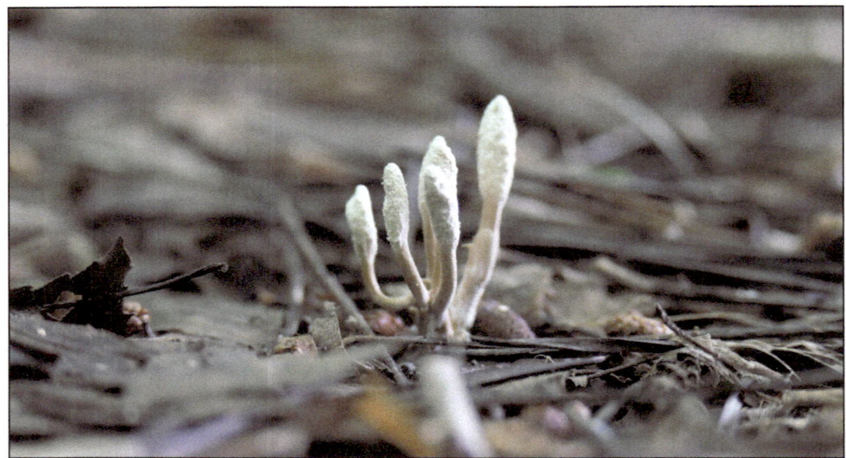

Abb. 31: Cordyceps-Pilzsporen

Ach Du arme Raupe! Eine Motte muss sterben, damit ein Pilz das Licht der Welt erblickt. Eine winzige Spore nistet sich in einer Fledermausmottenraupe ein und übernimmt gnadenlos die Kontrolle über sie. Der Parasit tötet sein Opfer nicht sofort, sondern ergreift langsam Besitz von seinem Wirt: Er zerstört zunächst die Organe, die nicht lebensnotwendig sind, langsam hungert er die Raupe aus, bis alle Nährstoffe aufgebraucht sind und er ihren Körper komplett ausgefüllt hat. Am Kopf der Raupe, oberhalb der Augen, bildet sich der dunkle Fruchtkörper des Pilzes, die Raupe hat sich in einen Pilz verwandelt, kriecht kurz vor ihrem Tod an die Erdoberfläche und mumifiziert. Sie ist nun von fadenförmigen Pilzzellen ausgefüllt. Nach der Schneeschmelze durchbrechen die hell-orange-farbigen Pilz-Sporen die Erde und wachsen gen

Himmel, sie werden vom Winde verweht, befallen die Raupenlarven der Fledermausmotte, und der ganze Kreislauf wiederholt sich. Daher der Name: Auf tibetisch *Yartsa Gunbu*, chinesisch *Dong chong xia cao*, was wörtlich übersetzt „Sommergras Winterraupe“ bedeutet. Es ist ein Synonym für die Dualität: Aus Sicht der TCM stärkt Cordyceps die Nierenessenz und ernährt das Lungen-Yin. Den hohen Nährstoffgehalt und seine Heilkraft verdankt dieser Pilz der Raupe, die er sich einverleibt. Sie lebt im Hochland von Tibet in einer Meereshöhe um 3.500 Meter. Während ihrer Entwicklung im Boden steht sie Hungerphasen, Kälte und Sauerstoffmangel durch. Deswegen steckt ihr Organismus voller Glucane, essenzieller Aminosäuren, spezifischer Enzyme, Vitamine und weiterer Stoffe.[1] Für die tumorhemmende Wirkung des Cordyceps ist wie beschrieben das Cordycepin verantwortlich. Südkoreanische Wissenschaftler wollten herausfinden, bei welchem Wirt der Zombie-Pilz am meisten von dem wertvollen Stoff produziert. Sie boten ihm verschiedene Arten als Wirt an, vom Mehlwurm bis zum Grashüpfer. Wenn Cordyceps sich den japanischen Nashornkäfer einverleibte, war die Cordycepin-Ausbeute am größten.[2]

Die meisten Arten der Pilzgattung Cordyceps (Kernkeule), von der es weltweit einige hundert gibt, leben als Parasiten auf Insekten. Der *Cordyceps unilateralis*, der das Gehirn von Ameisen übernimmt, hat Spiele-Entwickler 2014 zu dem Videospiel »The Last of Us«, inspiriert, in dem ein Pilz Menschen in Zombies verwandelt, die andere Menschen angreifen. In dem Szenario ist fast die gesamte Menschheit von dem Parasiten befallen. Basierend auf dem Videospiel wurde 2021 eine amerikanische Fernsehserie gedreht, die im Januar 2023

Premiere hatte. Die Handlung: In einem von einer verheerenden Pilzepidemie heimgesuchten Amerika der nahen Zukunft schmuggelt der nach dem Tod seiner Tochter zynisch und brutal gewordene Protagonist ein 14-jähriges Mädchen aus einer Quarantänezone und bringt es an einen geheimen Ort. Da das Mädchen immun ist, hofft er, ein Gegenmittel gegen die Pilzmutation zu finden. Die beiden werden durch das Militär, gewalttätige Banden und zombieartige Infizierte bedroht, die diese postapokalyptische Welt bevölkern.[3]

Mythenumwoben und heiß begehrt ist der Cordyceps, ein Kleinod unter den Heilpilzen, auch wegen seiner aphrodisierenden Wirkung. In den ältesten chinesischen Kräuterbüchern wird die Kernkeule als Liebespflanze beschrieben. In der TCM wird *Dong chong xia cao* kurmäßig eingenommen, um den Körper für erotische Aktivitäten fit zu machen. Die Entdeckung der stimulierenden Wirkung verdanken wir, wie schon erwähnt, liebestollen Yaks. Hirten des tibetischen Hochlandes beobachteten, dass ihre Tiere während der Paarungszeit den Pilz aufspürten und fraßen, ähnlich wie Schweine Trüffel. Cordyceps – ein Liebes-Elixier und ein Tonikum. Hirten und Bauern geben ihren Tieren bis heute während kraftzehrender Märsche über hochgelegene Pässe, wo die Luft dünn ist, *Yartsa gunbu* zur Stärkung, im Winter päppeln sie schwache Tiere mit dem wilden Cordyceps auf. Auf Nepali heißt der Cordyceps *jivanbuti*, „Stärkungsmittel".[4]

Ein geheimnisvolles Geschöpf, das sich im Wandel der Jahreszeiten auf rätselhafte Weise verändert, wird in China erstmals 620 n.Chr. schriftlich erwähnt. 1726 wird Cordyceps in Paris erstmals westlichen Wissenschaftlern vorgestellt, doch erst in den 1990er-Jahren, mit dem Einzug der TCM in die westliche Medizin und den Rekorden von „Ma's Army", den mit Cordyceps gedopten Athleten, erwachte auch in der westlichen Welt das Interesse für einen der kostbarsten Pilze der TCM. Mit wachsender Nachfrage stieg auch der Preis – zwischen 1986 und 2006 um ca. 300 Prozent. Nach dem Ausbruch der Infektionskrankheit SARS im Jahr 2003 in Hongkong entwickelte sich Cordyceps wegen seiner antiviralen und antibakteriellen Wirkung zum Blockbuster, inzwischen wird der begehrte Zombiepilz mit Gold aufgewogen, ein Kilogramm kostet um die 20.000 Dollar und mehr.[5]

In der traditionellen tibetischen Heilkunde und bei den heilpflanzenkundigen Bergbewohnern im Himalaya, die fern jeglicher Zivilisation in abgelegenen Gebieten ohne Zugang zu staatlichen Gesundheitszentren leben, hatte *Yartsa gunbu* schon immer einen festen Platz in der Küche und in der Hausapotheke.

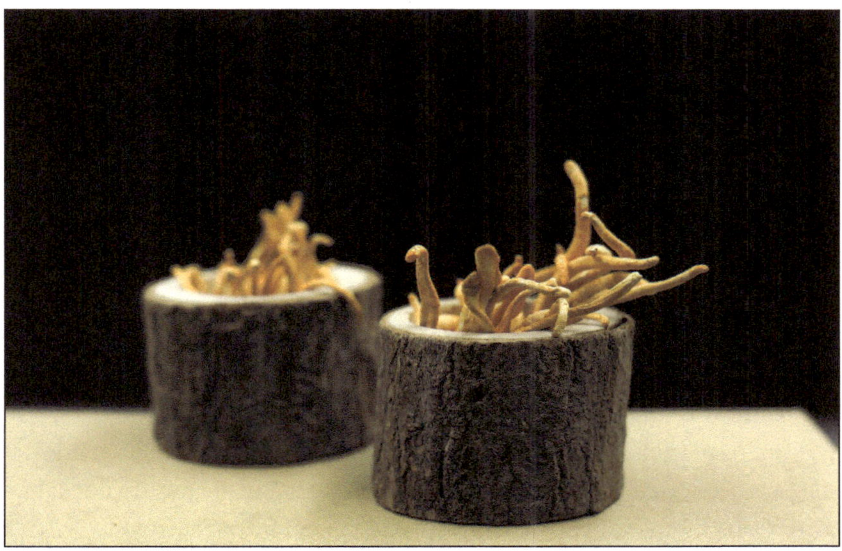

Abb. 32: Superfood Cordyceps

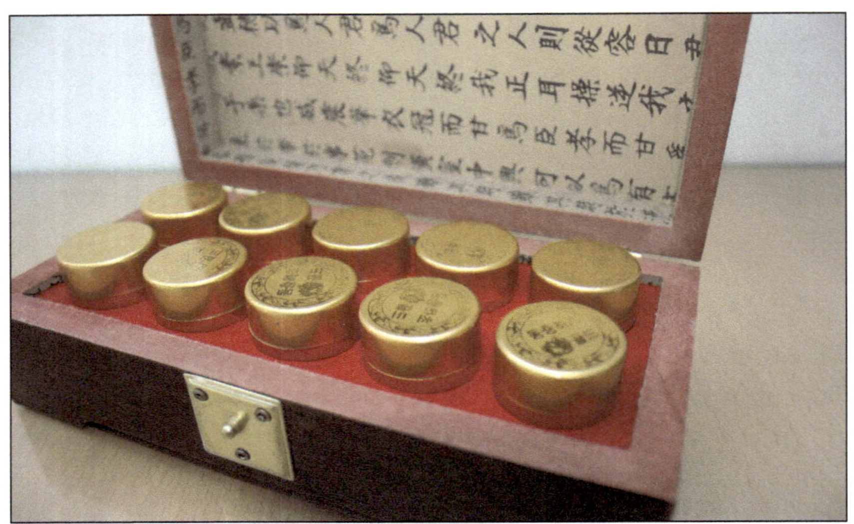

Abb. 33: Luxus pur: Cordyceps in aufwendiger Verpackung – in Asien ein beliebtes Geschenk zum Neujahrsfest.

Der „Pilz der Kaiser“ wird mit anderen Heilkräutern zu einem stärkenden Tonikum verarbeitet, aufgekocht, getrocknet eingenommen, als Füllung von Huhn, Ente oder Schweinefleisch oder als Suppe gegessen. Beilage sind oft Vitamin-C-haltige Nahrungsmittel. Im Distrikt Dolpo im Nordwesten Nepals wächst reichlich *Yartsa gunbu* von guter Qualität. Hier leben die Menschen überwiegend autark, gekaufte Ware muss in tagelangen Fußmärschen über 5.000 Meter hohe Pässe transportiert werden. Seit der Cordyceps teurer ist als Trüffel, herrscht im tibetischen Hochland Goldgräberstimmung – Cordyceps aus Wildsammlung ist zur Haupteinnahmequelle geworden. 2006 machten sich fast 7.000 Menschen auf den Weg, auf engen, steilen Pfaden reiht sich mittlerweile in der Sammel-Saison Mensch an Mensch, Maulesel an Maulesel, und jedes Jahr werden hunderttausende Exemplare gesammelt. Der Mühen Lohn sind um die 15 Prozent des chinesischen Marktpreises.

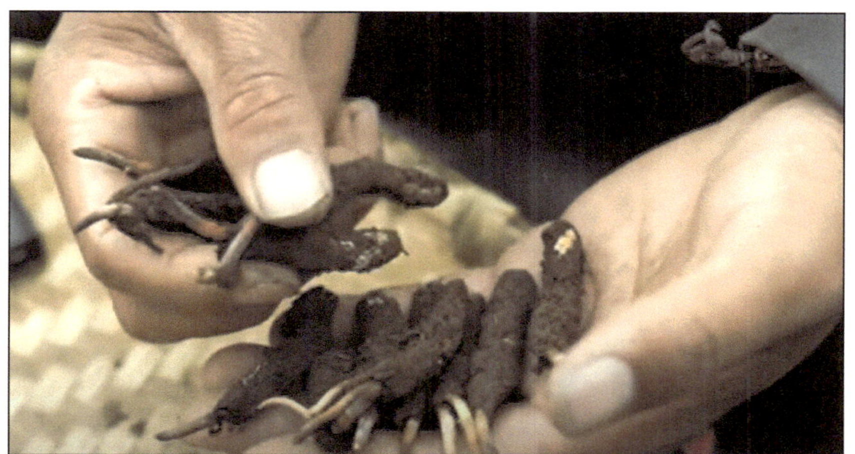

Abb. 34: Cordyceps – Objekt der Begierde

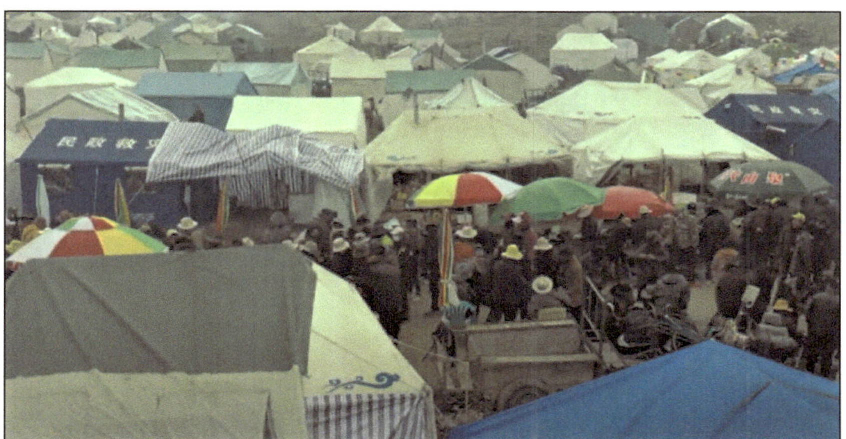

Abb. 35: Goldgräberstimmung: Invasion im tibetischen Hochland

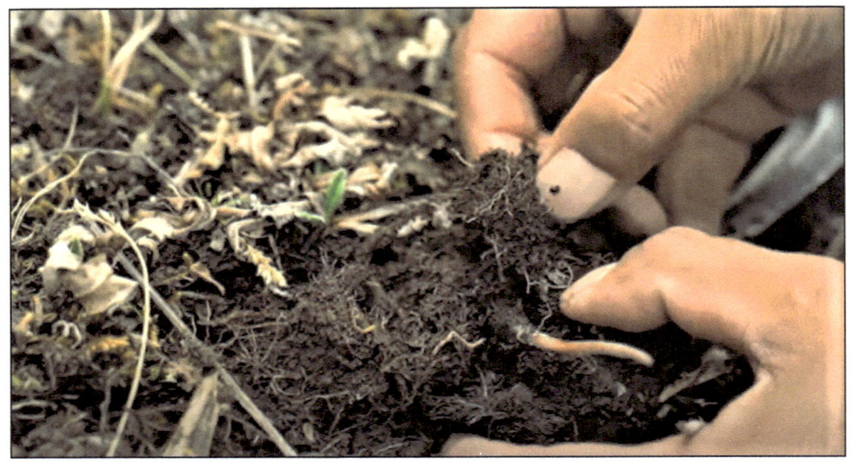

Abb. 36: Erntezeit ist von Mai bis Juni

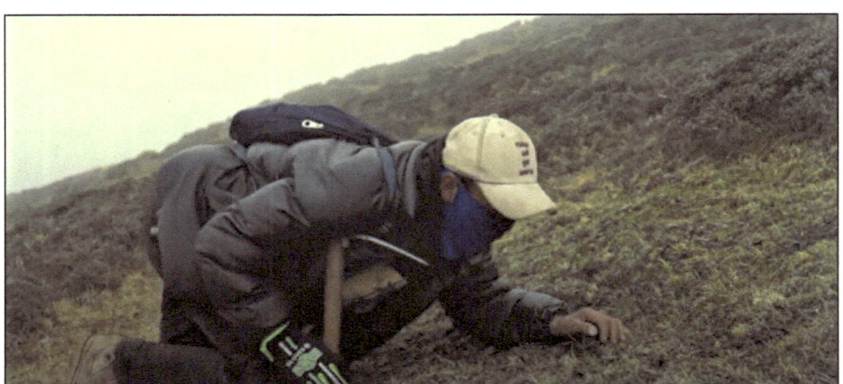

Abb. 37: Ein mühsames Geschäft...

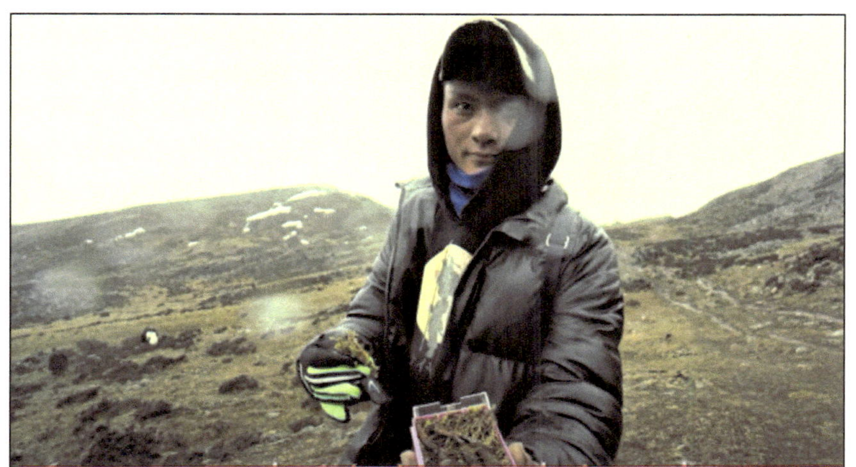

Abb. 38: ...mit oft magerer Ausbeute. Nur vier Cordycepspilze an einem Tag.

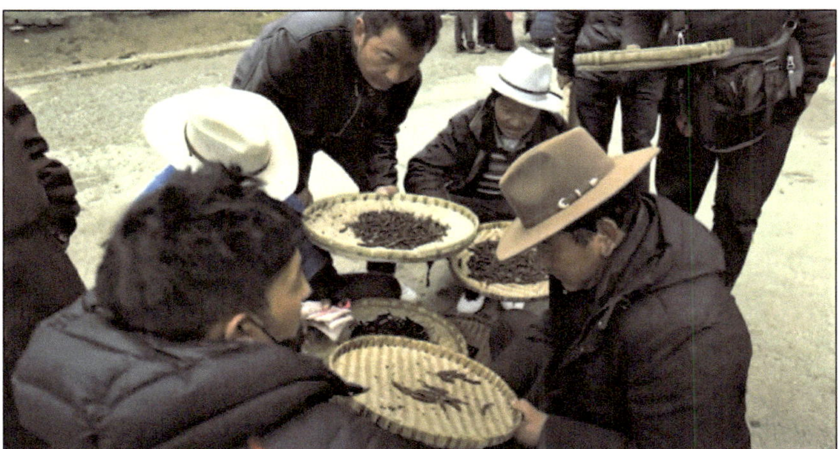

Abb. 39: Begutachtung der gesammelten Exemplare

Sammler können innerhalb kurzer Zeit ein kleines Vermögen verdienen. Das weckt die Gier, der Schwarzmarkt blüht, so mancher beschwert seinen Fund, der nach Gewicht bezahlt wird, mit Bleistäbchen. Werden diese bei der Weiterverarbeitung nicht entdeckt, kann das im schlimmsten Fall zu Vergiftungen führen. Auch die ökologischen Auswirkungen sind dramatisch: Die Cordyceps-Goldgräber kümmern sich nicht um Nachhaltigkeit und reißen oft ein Stück der Vegetationsdecke mit heraus, ohne das Loch wieder zu schließen. Das sind Stolperfallen für die Herdentiere. Es wird auch nicht überprüft, ob genügend Cordyceps stehen bleibt, sodass sich neue Sporen ausbilden und verteilen können.

Die Sammler campen wild, verrichten ihre Notdurft, wo es ihnen passt, jagen geschützte Wildtiere, klauen Feuerholz oder fällen Bäume, und am Ende der Saison türmen sich Flaschen, Glasscherben, Plastikverpackungen oder Batterien auf den hochgelegenen Wiesen und Weiden, was Flora und Fauna der einst unberührten Natur aus dem Gleichgewicht und die Lebensgrundlage von Weidetieren und Fledermausmottenraupen in Gefahr bringt.[6/7]

Das ist einer der Gründe, die dafür sprechen, Cordyceps nicht aus Wildsammlung, sondern aus Züchtung einzunehmen. Und … Hand aufs Herz: Wahrscheinlich finden auch Sie den Gedanken, einen Pilz zu verspeisen, der in einer Raupe herangewachsen ist, eher eklig – für Vegetarier und Veganer kommt der Pilz aus Wildsammlung ohnehin nicht in Frage. In Asien, wo Insekten traditionell auf dem Speiseplan stehen, ist wilder Cordyceps als Delikatesse und Heilmittel dagegen hochgeschätzt.

In Europa sind Tabletten, Kapseln und Pulver auf dem Markt, die nicht in Raupenkadavern herangewachsen sind, sondern auf Holz, Reis oder in Nährflüssigkeit gezüchtet wurden. Dazu benutzt man die langen, für Pilze charakteristischen Fäden, das sogenannte Myzel. Lose abgepacktes Pilzpulver ist nicht empfehlenswert, es zieht sehr schnell Feuchtigkeit und kann schimmeln, ohne dass Sie es bemerken. Durch den Kontakt mit Sauerstoff kann es zu Oxidationsprozessen kommen, wodurch wertvolle Inhaltsstoffe verloren gehen. Achten Sie unbedingt auf seriöse Quellen! Die Produkte sollten aus biozertifiziertem Anbau stammen, dann können Sie sicher sein, dass sie weder Gift-, noch Schadstoffe enthalten.[8]

Ob Pulver vom ganzen Pilz oder Extrakte wirkungsvoller sind, darüber gibt es unterschiedliche Einschätzungen. Aus der Volksheilkunde ist hauptsächlich Heißextraktion überliefert. Die zerkleinerten Pilze werden – mitunter sehr lange – gekocht. Bestimmte Wirkstoffe wie etwa Beta-Glucane werden dabei angereichert, andere wie Chitin, Enzyme und Glykoproteine zerstört.[9] Im Extrakt sind die hochwirksamen Beta-Glucane, Triterpene, Aminosäuren – entscheidend für die Immunmodulation – in wesentlich höherer Konzentration – der Beta-Glucan-Anteil liegt bei mehr als dem 20fachen – enthalten, dafür bleiben bei Pilzpulver vom ganzen Pilz die Wirkstoffe in ihrer natürlichen Zusammensetzung erhalten. Kapseln aus Pulver vom ganzen Pilz empfehlen sich daher vorbeugend und zur Stärkung des Immunsystems. Bei mittleren bis schweren Erkrankungen machen Extrakte oder eine Kombination aus Extrakt und Pulver Sinn. Es gibt Firmen, die eine solche Kombination anbieten.

Bei Tumorerkrankungen empfiehlt sich die auf Seite 7 erwähnte Marktinnovation gefriergetrockneter Schmelzpastillen, durch die eine hohe Aufnahme des tumorhemmenden Wirkstoffs Cordycepin im Organismus gewährleistet wird, jedoch immer in Rücksprache mit einem Arzt oder Therapeuten! Und bitte bedenken Sie, was Dr. Arnold Zilly in Kapitel 3.2. ausgeführt hat: Die Wunderpille, die einen Tumor heilt, gibt es nicht. Den Erfolg einer Tumortherapie macht das Zusammenspiel verschiedener Substanzen aus, die nicht nach Gutdünken mit der Gießkanne gestreut, sondern entsprechend einem individuellen, auf den einzelnen Patienten abgestimmten Konzept verabreicht werden.

Kapitel 9
Therapeutische Erfahrungen

9.1. Cordyceps begleitend zu operativer Kiefersanierung

Der Winter 2021/2022 hätte eigentlich ein Winter der Freude werden können. Mein gemeinsames Buch mit Jan van Helsing »Wenn das die Patienten wüssten« war gerade erschienen. Es gab viele positive Rückmeldungen und jede Menge Anfragen von Leserinnen und Lesern, die mich darin bestätigten, dass die Kritik am Gesundheitsunwesen berechtigt ist und dass viele Menschen verzweifelt auf der Suche sind nach guten Therapeuten und Therapien. Vielen konnte ich helfen durch Tipps oder Kontakte. Die dankbaren Rückmeldungen, wenn diese Menschen nach langem Irrweg einen guten Arzt oder Zahnarzt oder Heilpraktiker gefunden hatten, zauberten mir jedes Mal ein Lächeln ins Herz. Ich wusste, dass sich nun meine Bestimmung erfüllte und glaubte zu erkennen, warum ich einen so langen Leidensweg hatte hinter mich bringen müssen – um in der Lage zu sein, Menschen zu unterstützen, die ebenso wie ich viele, viele Jahre verzweifelt auf der Suche nach Heilung gewesen waren.

Die Freude darüber allerdings war getrübt, denn in diesem Winter wurde klar, dass mein Ziel noch nicht erreicht war, im Gegenteil. Ich erlebte eine schlimme Zeit, ständig kurz vor der Sepsis, in der ich dem Tod mehrfach von der Schippe sprang. Eine schwere Grippe streckte mich nieder, von der ich mich nur langsam erholte. Nach der Extraktion weiterer Zähne heilten die Wunden nicht, die Stelle entzündete sich, musste nochmals geöffnet und gereinigt werden und langsam heilen. Eine Heilpraktikerin verdiente gutes Geld mit Vitamin-C-, B- und Mineralstoff-Infusionen, es war wie Wasser in den Rhein getragen... Es schien, als hätte sich ein Nachtmahr mit giftgrün funkelnden Augen an meinem Brustkorb festgekrallt, mein Herz raste und flatterte, im Ruhezustand ebenso wie bei Belastung. Das Herzmittel Strophanthin wurde zu meinem ständigen Begleiter. Nachdem ich noch im Sommer 21 den eineinhalbstündigen Aufstieg zu meinem „Hausberg" beinahe mühelos geschafft hatte, gelang es mir jetzt kaum noch, ein paar Treppenstufen zu bewältigen, ohne kurzatmig zu werden. Ich fühlte mich wie eine alte Frau, eine sehr alte Frau. Der Körper schwach, der Geist glasklar, ein Albtraum, dieser Zustand!

Der Arzt meines Vertrauens war in den Ruhestand gegangen, und sein Nachfolger nur eine Notlösung (akuter Hausarztmangel!) und mit meiner Situation völlig überfordert. Er schickte mich zum Kardiologen, doch meine Intuition sagte mir, dass die Beschwerden nicht ursächlich vom Herzen kamen. Durch einen „Zufall" erfuhr ich von einer Heilpraktikerin, die mit Frequenzen diagnostiziert und therapiert. Bei ihrer Diagnose hätte ich mir am liebsten die Ohren zugehalten: Mein Kiefer war immer noch belastet. Das wusste ich ja im Prinzip, aber in meinem Zustand sah ich mich nicht in der Lage, eine weitere Operation in Angriff zu nehmen. Also versuchten wir es mit Frequenzen, Homöopathie, ohne durchschlagenden Erfolg. *„Dein Immunsystem läuft gerade einen Marathon, und Du stehst ständig vor einer Sepsis."*, erklärte meine Heilpraktikerin und riet mir dringend zu Antibiotika-Infusionen und anschließenden Mikronährstoff-Infusionen. Das brachte mich wieder einigermaßen auf die Beine, doch der Effekt hielt nicht lange an. Ich marschierte zum Hausarzt und verlangte ein Blutbild mit Entzündungswerten, und da wir schon dabei waren, gleich noch einen Test auf Corona-

Antikörper. Als die Werte vorlagen, wurde ich in die Praxis zitiert. Der Arzt wirkte sehr beunruhigt: *„Ich habe noch gestern (Sonntag) Abend mit dem Labor die Werte besprochen, sie sind alarmierend. Ich schreibe eine Überweisung an die Hämatologie.“*

„…Habe ich jetzt Krebs???“ Ich dachte an den Schriftsteller Max Frisch, der schrieb, dass einem die Diagnose „Krebs“ von den Ärzten wie ein nasser Waschlappen ins Gesicht geschlagen werde. *„Das kann man so nicht sagen…“*, stammelte der Arzt. Mit einem hilflosen Lächeln drückte er mir die Blutwerte und die Überweisung an die Hämatologie in die Hand. Keine zwei Minuten später verließ ich die Praxis, riss mir die Maske vom Gesicht und las: „Corona-Test negativ“ – na, wenigstens etwas. 😉

Dafür bei acht Blutwerten rote Ausrufezeichen, und auf dem Überweisungsschein stand: *„myelodysplastisches Syndrom; Lymphopenie, B-Lymphopenie, T-Lymphopenie.“* Ein Fall für das Doc-Check-Flexikon: *„Myelodysplastisches Syndrom, kurz MDS, ist ein Sammelbegriff für eine heterogene Gruppe von erworbenen klonalen Erkrankungen der hämatopoetischen Stammzelle des Knochenmarks. Folgen sind eine Knochenmarkinsuffizienz mit Zytopenien (Verminderung der Anzahl der Zellen im Blut) und ein erhöhtes Risiko für eine akute myeloische* ***Leukämie****.“*[1]

Und weiter: *„Bei einer Lymphopenie ist die Anzahl immunkompetenter Zellen im Blut vermindert und dadurch Risiko von Infektionen signifikant gesteigert. Lymphopenien werden von einigen Autoren auch mit der Pathogenese von* ***Autoimmunerkrankungen*** *in Verbindung gebracht.“*[2]

Ich erspare Ihnen weitere Details.

Die Praxis für Hämatologie, bei der ich mich meldete, gab mir einen Termin erst einige Wochen später. *„Soooo schlimm scheint es ja doch nicht zu sein"*, sprach ich mir Mut zu. Trotzdem setzte sich das Wort *Leukämie* hartnäckig in meinem Kopf fest, während meine Intuition flüsterte: *„Nein, das hast Du nicht!"* *„Es sind die Herde in Deinem Kiefer."*, mahnte erneut die Heilpraktikerin, doch ich war immer noch nicht so weit... Also ein weiterer Block mit drei Antibiotika-Infusionen und anschließender Mitochondrien-Infusion, danach waren die Entzündungswerte niedriger. Der auf Mitochondrien-Medizin spezialisierte Arzt ließ im Labor einige Immunparameter überprüfen, unter anderem den Thiol-Spiegel, davon hatte ich noch nie gehört. Er war extrem niedrig.

Thiole, das antioxidative Schutzsystem des Körpers

Thiole haben sich als sehr gute Radikalfänger erwiesen. Zu den Faktoren, die die Entstehung freier Radikale begünstigen, gehören u.a. Rauchen, Stress, bestimmte Medikamente, Schwermetalle, Pestizide, chronische Entzündungsprozesse. Thiole versetzen den Körper in die Lage, gefährliche Radikale zu entschärfen, bevor sie durch unkontrollierte Reaktionen Mutationen an der DNA auslösen können. Niedrige Thiol-Spiegel gelten als Risikofaktor für DNA-Schädigungen, für die Entstehung von Arteriosklerose, bösartigen Tumoren und beschleunigte Alterungsprozesse. Bei Patienten mit chronischen Erkrankungen sind die Thiol-Spiegel niedriger als bei gesunden Menschen. Man kann die Bildung von Thiolen durch schwefelhaltige Nahrung wie Bärlauch, Knoblauch, Zwiebeln etc. unterstützen. Man kann N-Acetyl-Cystein einnehmen, langfristig ist natürlich die beste Therapie, die Ursache eines niedrigen Thiol-Spiegels zu beheben.[3]

Stress, Schwermetalle, chronische Entzündungsprozesse – das waren in meinem Fall die Gründe für den niedrigen Thiol-Spiegel – eine weitere Erinnerung an die Großbaustelle in meinem Kiefer. Inzwischen hatte ich zugesagt, dieses Buch zu schreiben. Es war eine Motivation, so schnell wie möglich gesund zu werden. Langsam begann ich mich mit dem Gedanken an weitere Operationen anzufreunden, in der Hoffnung, dass der „Wunderpilz" mich durch seine regenerierende, vitalisierende und entgiftende Wirkung dabei unterstützen würde. Um die Wirkung zu dokumentieren, ließ ich vor dem Beginn der Einnahme mein Blut von dem Heilpraktiker Jörg Rinne unter dem Dunkelfeld-Mikroskop analysieren.

Das Blut als Frühwarnsystem. Dunkelfeld-Blutdiagnostik

„Ich habe mich geirrt, der Erreger ist nichts, das Milieu ist alles!", sagte Louis Pasteur am Ende seines Lebens. Louis Pasteur, der Wissenschaftler, der davon ausgegangen war, dass Erreger gefährlich seien und man sich durch Impfungen vor ihnen schützen müsse. Erst auf seinem Sterbebett erkannte Pasteur die These des Physik- und Chemie-Professors Antoine Béchamp an, der – wie die Ärzte der TCM – die Ansicht vertrat, dass alle Erkrankungen im Inneren des Körpers entstehen, dass es also nicht die Mikrobe ist, die krank macht, sondern das Milieu. Krankheiten können nur durch ein geschädigtes organisches Milieu entstehen, eine Erkenntnis, die die Sinnhaftigkeit von „Schutzimpfungen" in Frage stellt. Der Zoologe und Bakteriologe Professor Günther Enderlein, Pionier der Dunkelfeld-Mikroskopie, entdeckte 1916 während seiner Forschung über das Fleckfieber unter dem Dunkelfeld-Mikroskop Kleinstlebewesen, die mit höher organisierten Bakterien Verbindungen eingingen. Während seiner Recher-

chen fand er auch die Arbeiten von Antoine Béchamp. Viele Forscher entdeckten einen Zusammenhang zwischen bestimmten Artefakten im Blutplasma und Krebserkrankungen. Neuere Forschungen im Tumorforschungszentrum Wien belegten im Jahre 1997 erstmals, dass im Falle eines Tumormilieus im Organismus die roten Blutkörperchen oxidativ geschädigt werden.[4]

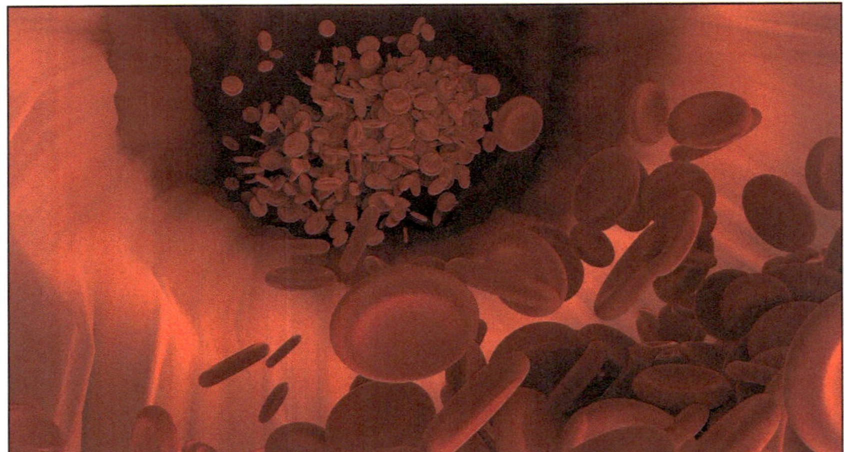

Abb. 40: Rotes Blutkörperchen

Die Erkenntnisse über die Rolle des körpereigenen Milieus bei der Entstehung von Krankheiten stellen auch die Sinnhaftigkeit des herkömmlichen schulmedizinischen, kleinen bzw. großen Blutbildes in Frage, an dem Ärzte sich bei der Diagnose von Krankheiten orientieren, denn es ist ein statistischer Vergleich von Blutwerten. Verschiedene Blutbestandteile und deren Konzentrationen werden quantitativ ausgewertet, jedoch nicht qualitativ, und das hat nur bedingte Aussagekraft, weil jeder Mensch einzigartig ist, und weil bei der Entstehung einer Krankheit das Zusammenspiel vieler Faktoren wesentlich komplexer ist als eine statistische Auswertung des Blutbildes. Ein Arzt formulierte es einmal so: „*Ob jemand einen Herzinfarkt hat, sehe ich im klassischen Blutbild erst, wenn der Patient bereits auf der Intensivstation oder dem Gehweg liegt.*“[5]

Eine Leberzirrhose zeigt sich im klassischen Blutbild, eine Leberstoffwechsel-Störung jedoch nicht. Ein Tropfen Blut wird bei hundertfacher Vergrößerung unter dem Mikroskop bewertet, das Blut wird nicht quantitativ, sondern qualitativ beurteilt. Unter dem Dunkelfeld-Mikroskop kann jede noch so kleine Abweichung beobachtet und interpretiert werden. Hier erscheinen Blutzellen hell auf einem dunklen Hintergrund, der durch einen speziellen Lichteinfall entsteht. Auf diese Weise können feinste Strukturen sichtbar gemacht werden, die unter dem normalen Lichtmikroskop nicht zu erkennen sind. „*Bei der Vitalblutanalyse orientiert man sich am Idealbild der jeweiligen Zellen und des Blutplasmas. Am Plasma und dem Aufbau und der Funktionsweise der Blutkörperchen lässt sich eine Gesundheitsgefährdung erkennen, bevor eine Krankheit ausbricht. Deswegen eignet sich die Dunkelfeld-Mikroskopie gut als präventive Untersuchungsmethode.*“, erklärt mir Heilpraktiker und Dunkelfeld-Experte Jörg Rinne.

Während beim klassischen Blutbild Mineralstoffdefizite nicht gut erkannt werden, gibt die Vitalblutanalyse auch Aufschluss über die Nähr- und Sauerstoffversorgung, die körpereigene Abwehr, Belastungen mit Erregern oder Umweltgiften. Jörg Rinne entnimmt einen Tropfen Blut aus der Fingerbeere, und wir tauchen ein in das geheimnisvolle Universum meines Blutes, machen eine Reise durch den Körper, eine Expedition in den Zell-Dschungel meines Organismus.

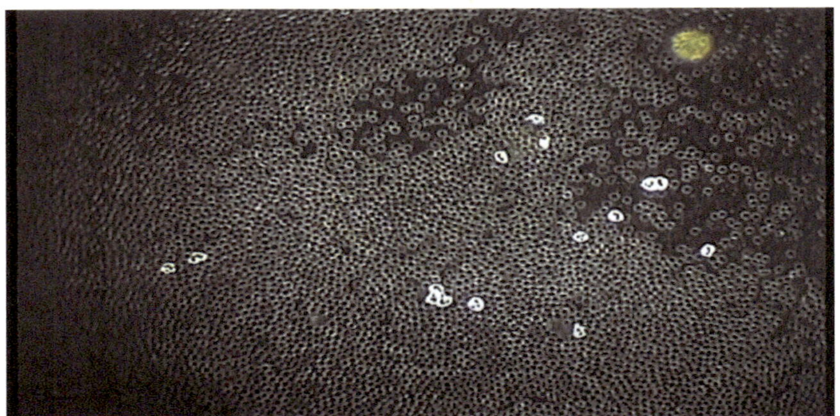

Abb. 41: abgestorbene Granulozyten

„Hier schwimmt Eiter.", ist Jörgs trockener Kommentar zu diesem Bild. *„Die Zellen sind abgestorben. Abgestorbene weiße Blutkörperchen gehören nicht in das strömende Blut."*

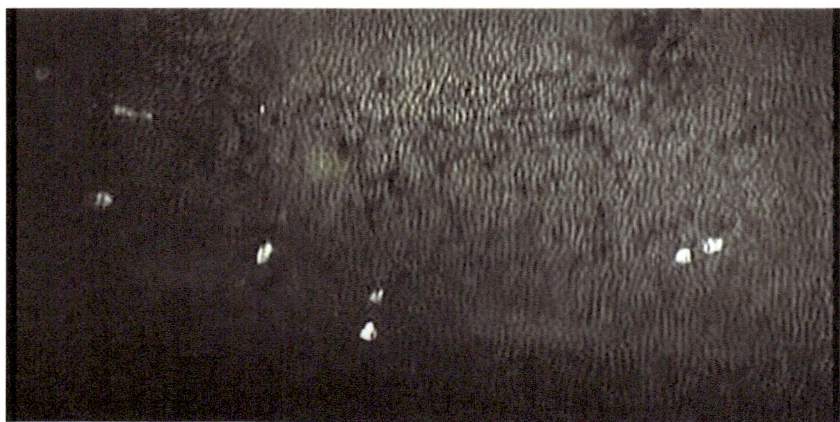

Abb. 42: Die Leber wächst nicht mit ihren Aufgaben

Die Leber ist auch nicht ganz taufrisch…

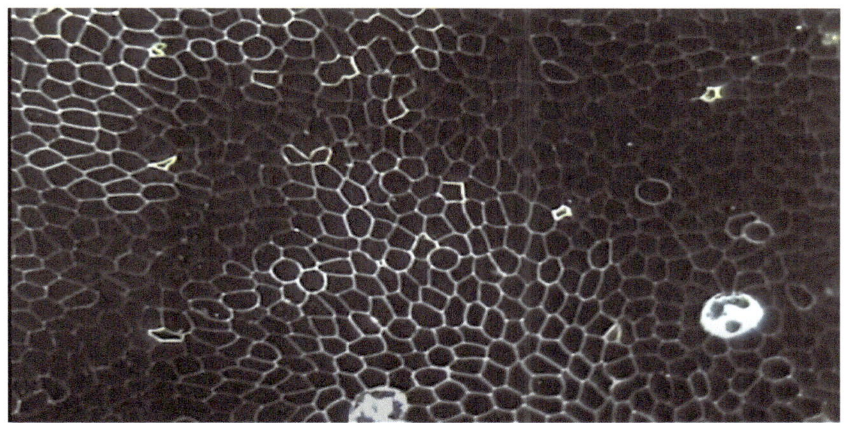

Abb. 43: Rote Blutkörperchen, wabenförmig in sich zusammengefallen

...und überführt zu wenig Baumaterial an das Knochenmark. Das benötigt aber Baustoffe aus dem Leber-Stoffwechsel, und wenn das nicht funktioniert, leiden die roten Blutkörperchen darunter. Jörg Rinne über mögliche Ursachen: Exogene Faktoren wie Gifte, Medikamente, Lebensmittelzusätze etc. Endogene Faktoren: Darmstörungen, Zerfallsgifte aus wurzelbehandelten Zähnen!!! 😆

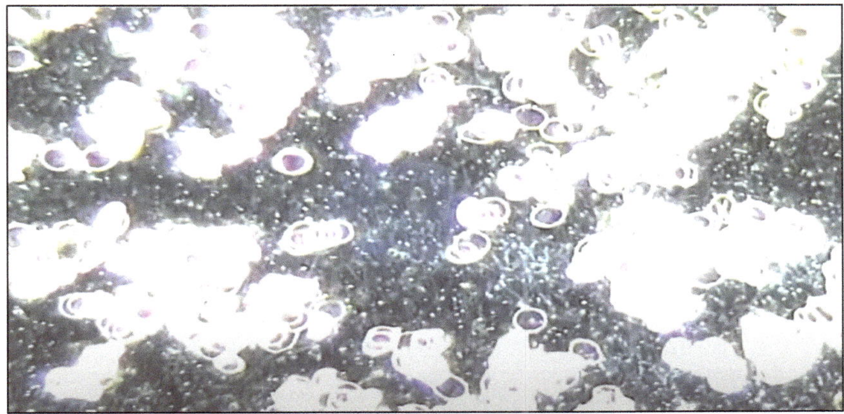

Abb. 44: Fibrin-Filamente gehören nicht ins Blut

Jörg Rinne erkennt als Fäden erscheinende Fibrinfilamente, die anmuten wie ein Mikado-Spiel. Das bedeutet vorzeitig einsetzende Gerinnung, das Blut gerinnt unter dem Mikroskop. Unter dem Mikroskop sollte Blut aber nicht gerinnen, sondern zerfallen, das ist ein Hinweis auf erhöhten oxidativen Stress, weil Freie Radikale in die Blutgerinnungskaskade eingreifen und das Blut vorzeitig gerinnen lassen.

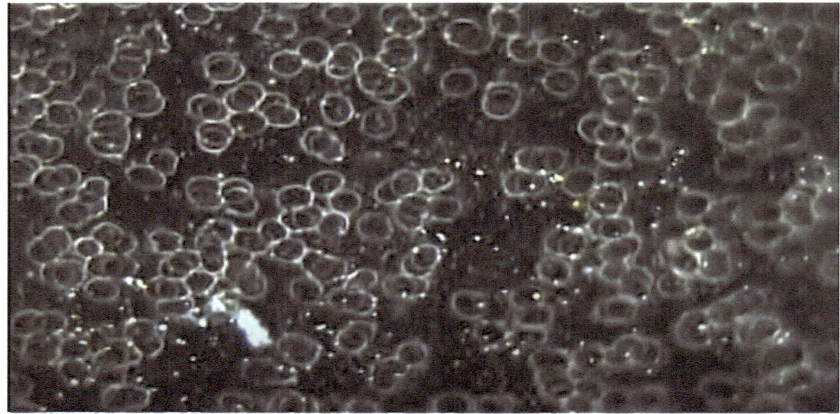

Abb. 45: Hämoglobinmangel

Die orangefarbenen Kristalle lassen vermuten, dass mit der Bauchspeicheldrüse nicht alles in Ordnung ist. Dieselben orangenen Kristalle kennt auch der Irisdiagnostiker. Hier finden sich bei chronischen Störungen des Pankreas orangene Ablagerungen auf der Iris. Bei chronisch entzündlichen Prozessen behält die Leber Eisen zurück und gibt es nicht für die Blutbildung heraus, oder es ist eine Störung in der Eisenaufnahme im Darm. Blutverlust im Darm wäre auch möglich oder Eisenmangel in der Ernährung.

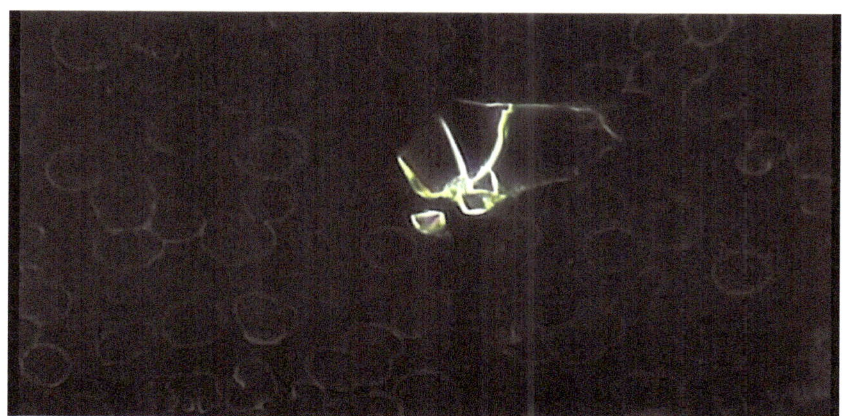

Abb. 46: Harnsäurekristall

Ich habe längst Schnappatmung, doch Jörg setzt noch eins drauf mit dem HLB-Gerinnungstest, dem *„Fingerabdruck eines Patienten"* – eine Methode, die ähnlich der Iris-Diagnostik zeigt, wie es um den Stoffwechsel bestellt ist, und mit der man sehr gut freie Radikale im Blut nachweisen kann. Oder eine Leberstoffwechselstörung, die der klassische Bluttest nicht zeigt – der HLB-Gerinnungstest macht sie sichtbar.

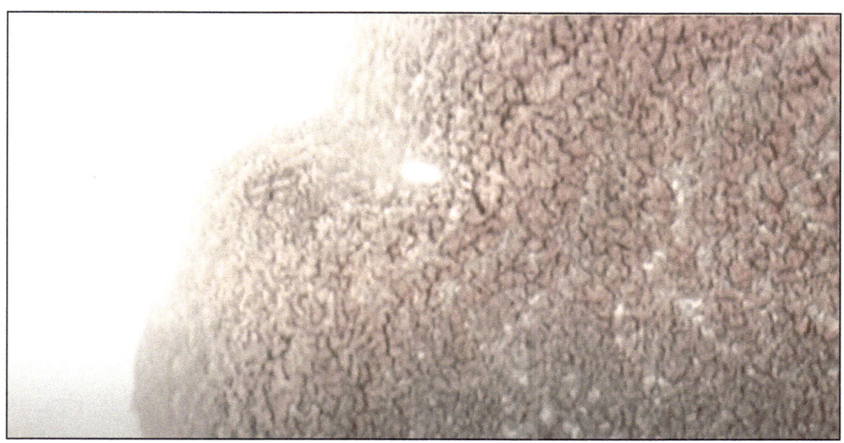

Abb. 47: Leberstern

Diese Verdichtungen deuten auf eine solche Stoffwechselstörung hin. Und da sind wir wieder beim Kiefer. Meine Amalgam-gefüllten und wurzelbehandelten Zähne haben viele, viele Jahre meine Gesundheit ruiniert. Bei ihrem Zerfall haben sie Thioäther und Mercaptane freigesetzt, Substanzen, die die Leber stark belasten. Ein einziger toter Zahn kann die Funktion aller Mitochondrien im Körper auf 30 Prozent reduzieren!!![6] Irgendwann ist das Gift-Fass übergelaufen. Drohende Sepsis, Syntax Error!

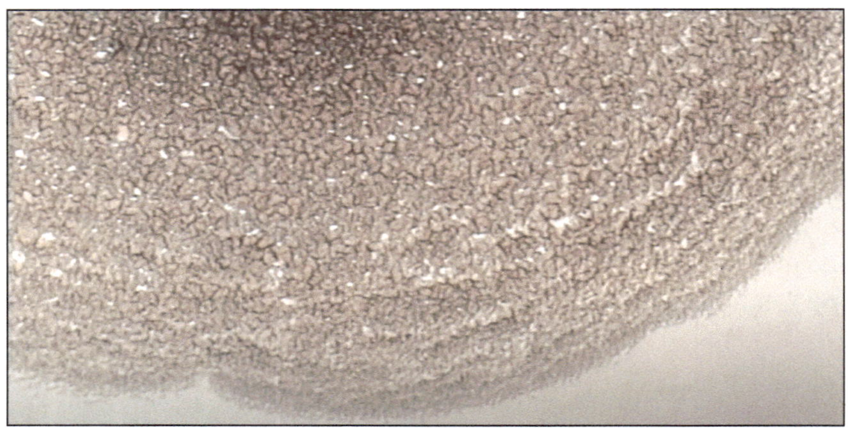

Abb. 48: Wellenformationen

Zum Abschluss werfen Jörg und ich noch einen Blick auf den Rand des Blutstropfens: Wellenformationen deuten auf zu viel Adrenalin hin. Kein Wunder bei der niederschmetternden Diagnose: oxidativer Stress, Leberschwäche, Entzündungen…

Ich hatte keine Wahl, der Dreck musste raus. Ich meldete mich für eine Digitale Volumentomographie in der von meiner Heilpraktikerin empfohlenen kieferchirurgischen Praxis an. Eine Woche später war ein Besprechungstermin anberaumt, zwei Tage davor rief mich der Professor persönlich an und empfahl mir, gleich meinen Terminkalender mitzubringen, es müsse schnell gehandelt werden. Er zeigte mir den desolaten Zustand meiner Kieferhöhle auf der dreidimensionalen Aufnahme: Abgesehen von der schon operierten Stelle war beinahe der gesamte Kiefer voller Toxine, Metallreste, und an einer Stelle gab es eine Amalgamimprägnierung im Knochen. All das hatte zu einer Osteomyelitis geführt, einer Entzündung des Kieferknochens, die – von niemandem erkannt, weil nicht schmerzhaft – stumm in meinem Kiefer gebrodelt und mich krank gemacht hatte.

Es war kein Spaziergang, doch dank der Kunstfertigkeit des Operateurs überstand ich die Eingriffe sehr gut und regenerierte recht schnell. Zwei Wochen vor der ersten Operation hatte ich begonnen, die Cordyceps-Pastillen einzunehmen, schon nach einer Woche verspürte ich mehr Energie und bin heute davon überzeugt, dass diese einzigartige Substanz, das Cordycepin in Kombination mit den wertvollen Pilz-Polysacchariden, mich dabei unterstützt haben, die letzte Etappe meiner Reise zum Heil-sein gut zu überstehen. Nach sechsmonatiger Einnahme setzte ich das Präparat ab, weil ich das Gefühl hatte, dass mein Körper das nun alleine schafft, und weil ich nicht auf Dauer von einer Substanz, und sei sie noch so wohltuend, abhängig sein möchte. Mein Energie-Level blieb konstant, doch ach, einige Tage später war mir zum Heulen zumute, ich fiel in ein tiefes, finsteres Loch. Der ganze Schmerz kam noch einmal hoch. Im Nachhinein betrachtet komme ich zu dem Schluss, dass der Cordyceps tatsächlich eine stimmungsaufhellende Wirkung hat. 😉 Außerdem halte ich diese Episode für therapeutisch wertvoll. Inzwischen sind Körper, Seele und Bewusstsein wieder in Balance.

Ein klassischer Bluttest zeigt drei Monate nach der letzten OP keine auffälligen Entzündungswerte mehr. Vier Monate nach der letzten Operation, zwei Monate, nachdem ich den Cordyceps abgesetzt habe, schaut sich Heilpraktiker Jörg Rinne mein Blut ein zweites Mal unter dem Dunkelfeld-Mikroskop an. Schon bei den ersten Bildern atme ich erleichtert auf: Ein ganz anderes Blutbild! Kein Eiter, also keine abgestorbenen Blutkörperchen im strömenden Blut mehr, keine Trümmerlandschaften von weißen Blutkörperchen mehr und auch keine Fibrinfilamente, Indikator für vorzeitig einsetzende Gerinnung.

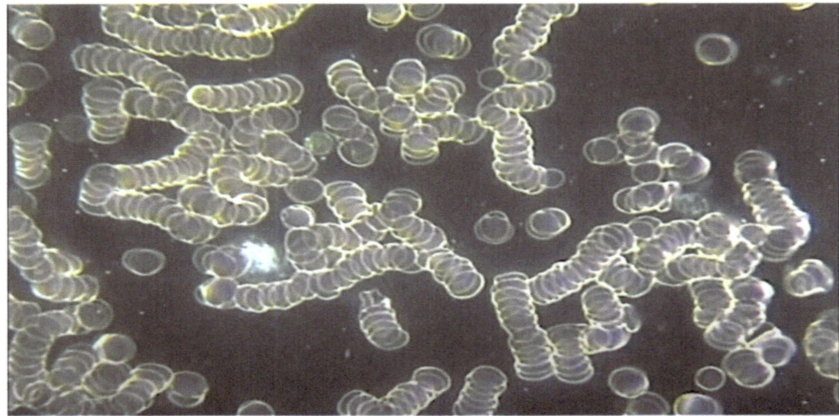

Abb. 49: Die weißen Striche sind weg.

Keine orangefarbenenen Kristalle mehr, die auf eine Störung der Bauchspeicheldrüse hindeuten. Einziger Wermutstropfen: Manche Blutkörperchen sind etwas kleiner, ich leide noch unter einer Eisenmangel-Anämie.

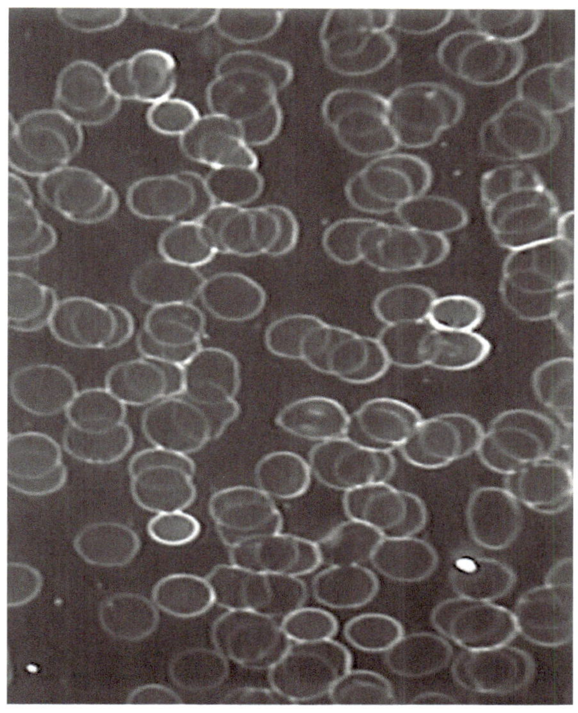

Abb. 50: Der Größenunterschied sollte so klein sein, dass man ihn im Dunkelfeld nicht sehen kann.

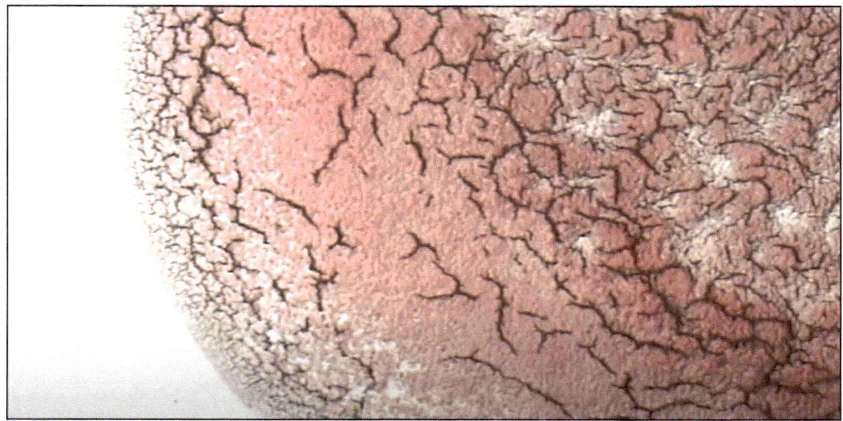

Abb. 51: Die Leber ist noch nicht ganz taufrisch.

…und der HLB-Gerinnungstext zeigt, dass der Leberstoffwechsel noch gestört ist. Jörg Rinne erklärt: „*Am Rand fehlen die schwarzen Anteile, das sollte ein durchgewobenes Geflecht sein.*“ Kein Wunder, die Leber ist immer noch mit der Mammutaufgabe beschäftigt, die Zerfallsgifte, Toxine und Metalle in meinem Organismus abzubauen, das braucht Geduld, wie ich durch Gespräche mit Leidensgenossen weiß. Mein Fazit ist positiv, die Vitalblutanalyse bestätigt, was ich empfinde: Auf meinem Heilungsweg habe ich 80 Prozent geschafft und bin auf der Zielgeraden zu 100 Prozent!

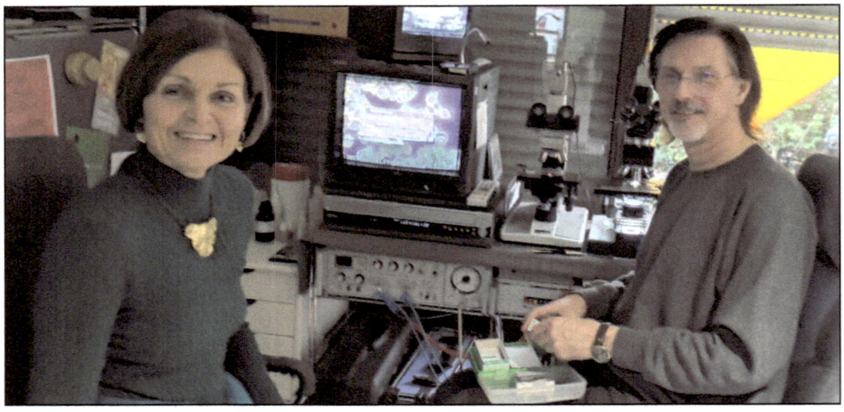

Abb. 52: Vera Wagner und Jörg Rinne im Februar 2023 am Dunkelfeld-Mikroskop

9.2. Doppelt gemoppelt hält besser

Cordyceps trifft Rosenwurz

Nach dem Motto *„meine Heilung nehme ich so weit wie möglich selbst in die Hand"* bin ich experimentierfreudig und habe die Erfahrung gemacht, dass interessante Informationen zum passenden Zeitpunkt den Weg zu mir finden. So war das auch mit der Rosenwurz. In der Zeit meiner Rekonvaleszenz las ich über die *Rhodiola rosea*, die in Sibirien „Goldene Wurzel" genannt wird und eine gewisse Ähnlichkeit mit dem wilden Cordyceps hat: Sie wächst in alpinen, rauen Gebieten und bringt Stoffe hervor, die sie bei widrigen Bedingungen überleben lässt.

Traditionell wird vor allem die Wurzel als Stärkungsmittel eingenommen, sie gilt als Stresskiller und Antidepressivum. Seit 1969 hat die Rosenwurz einen festen Platz in der russischen Schulmedizin. Der Einsatz von alkoholischem Rosenwurz-Extrakt wird empfohlen bei chronischer Müdigkeit, Infektionen und, psychiatrischen und neurologischen Problemen.[1] In Kapitel 4 haben Sie gelesen, dass die Kombination aus *Rhodiola crenulata* und Cordyceps eine leistungssteigernde und lungenstärkende Wirkung hat. Nun bekam ich eine Information über in DMSO gelösten Rosenwurz.

Meine Experimente mit DMSO habe ich in »Wenn das die Patienten wüssten« beschrieben, es gehört zu den Substanzen, die Ihnen Ihr Arzt niemals verordnen würde. Wer sich nicht intensiv damit befasst hat, hält DMSO für kreuzgefährlich. Dabei gibt es viel Forschung und jede Menge positive Erfahrungen mit DMSO (=Dimethylsulfoxid), einem Naturstoff, der aus Holz gewonnen wird. Er ist schnell wirksam und exzellent verträglich, und sehr gut geeignet für die Behandlung unter anderem von akut-entzündlichen und traumatischen Erkrankungen. Wegen seiner hohen Durchdringungsfähigkeit ist DMSO wie ein Taxi, das Stoffe „huckepack“ in tiefere Haut- und Gewebeschichten einschleust. Mit einer Mischung aus DMSO und Procain (Anästhetikum) plus Hochfrequenztherapie hatte ich einen entspannenden Effekt bei verhärtetem Narbengewebe erreicht.

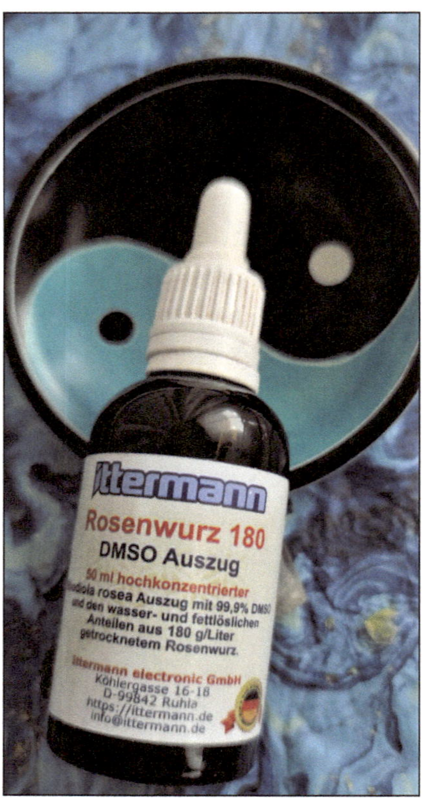

Abb. 53: Geballte Power: Rosenwurz in DMSO-Lösung

Ralf Ittermann, Techniker, Programmierer, spezialisiert auf Gesundheits- und Wellnesssysteme, stellte im August 2022 in seinem Newsletter einen Pflanzenauszug aus Rosenwurz zum Einnehmen vor, der nicht wie üblich in Alkohol, sondern in DMSO gelöst ist, was wesentlich effektiver ist als ein Alkoholauszug.

> *„DMSO hat im Körper eine Halbwertszeit von ca. 24 Stunden und wirkt als Kanalöffner. Andere Stoffe, die innerhalb dieser Zeit eingenommen werden, gelangen nicht nur schneller an den Zielort, sondern ihre Wirkung wird auch verstärkt. Das müssen Anwender von DMSO-haltigen Produkten beachten, insbesondere dann, wenn sie Medikamente einnehmen müssen.“*
>
> Ralf Ittermann

Es handelt sich also um eine feinstoffliche Art der Verabreichung. Wenige Tropfen der Lösung genügen, um einen Effekt zu erzielen. Die Wirkung des Cordyceps durch Rosenwurz zu verstärken, das wäre doch einen Versuch wert, sagte ich mir. Ich war inzwischen zwar wieder in der Lage, zügig bergauf zu gehen, ohne nach Luft zu schnappen und das Gefühl, gleich einen Herzkasper zu bekommen, etwas mehr Atemkapazität hätte ich mir dennoch gewünscht und … Geduld ist ohnehin nicht meine Stärke. Also beschloss ich, etwas nachzuhelfen und bestellte den Rhodiola-DMSO-Auszug. Und siehe da, schon nach wenigen Tagen verspürte ich die Wirkung: Die Höhenmeter strengten mich nicht mehr so sehr an, und der der „locomotive breath“ war deutlich leiser geworden. In der stimmungsaufhellenden Wirkung – so meine Erfahrung – ergänzen sich Cordyceps und Rosenwurz bestens.

Kapitel 10
Einnahmeempfehlung

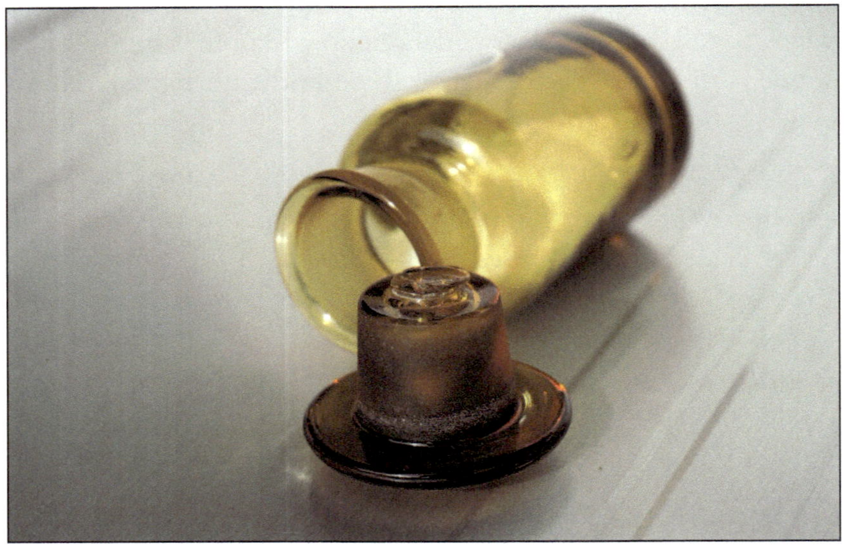

Abb. 54: Cordyceps entfaltet die stärkste Wirkung, wenn er in den Morgen- oder Mittagsstunden eingenommen wird.

Vitalpilze können im Prinzip zu jeder Tageszeit eingenommen werden, am wirkungsvollsten ist die Einnahme eine halbe Stunde vor einer Mahlzeit. Der energiespende Cordyceps hat die stärkste Wirkung, wenn er vor 9 Uhr eingenommen wird, die zweitstärkste zwischen 13 und 14 Uhr. Eine Therapie sollte drei bis sechs Monate dauern bzw. so lange, bis sich der Gesundheitszustand stabilisiert hat.[1] Wenn Sie Kapseln mit getrocknetem und gemahlenem Mycel einnehmen, beträgt die Mindestdosis dreiviertel Gramm pro Tag, bessere Therapieerfolge wurden beobachtet bei einer Dosierung von bis zu 3 Gramm täglich.[2]

Falls Sie sich für lyophilisierte Schmelzpastillen mit einem besonders hohen, bioverfügbaren Cordycepin-Anteil entscheiden, sollten Sie (am besten zwischen 7 und 9 Uhr) morgens eine Pastille unterhalb der Zunge in den Mund legen und mindestens eine halbe Stunde weder essen, noch trinken, damit die Wirkstoffe optimal über die Mundschleimhaut aufgenommen werden. Nebenwirkungen wurden bisher nicht beobachtet.

Kapitel 11
Müde Milz, müder Mensch
Das Geheimnis der starken Mitte

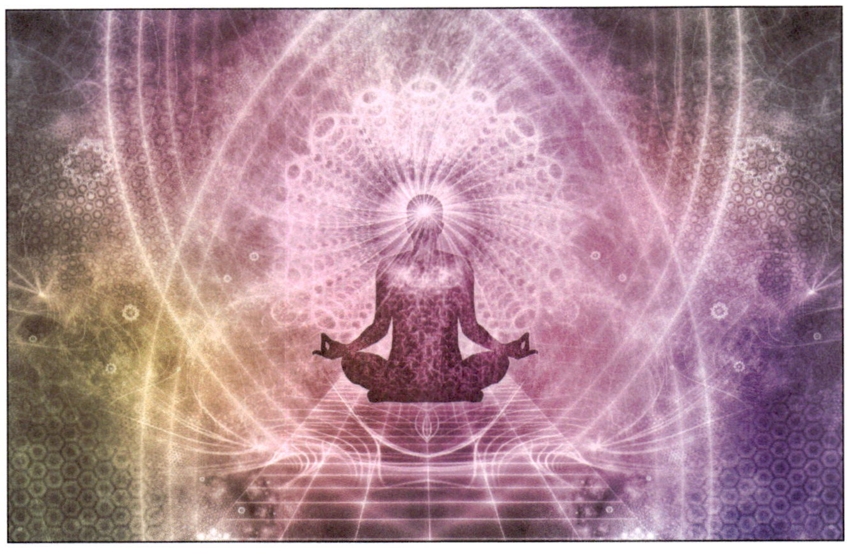

Abb. 55: In der Mitte liegt die Kraft!

> *„Wer nicht jeden Tag etwas Zeit für seine Gesundheit aufbringt, muss eines Tages sehr viel Zeit für die Krankheit aufbringen."*
>
> Sebastian Kneipp

In diesem Buch haben Sie erfahren, dass der Cordyceps, das Kleinod unter den Vitalpilzen, Lunge und Niere, Qi und körpereigene Abwehr stärkt, dass er gegen Bakterien und Viren wirkt und auch eine tumorhemmende Wirkung entfalten kann; dass er Sie dabei unterstützen kann, wieder in die Kraft zu kommen, zu regenerieren, und – dank seiner stimmungsaufhellenden Wirkung – auch wieder ins seelische Gleichgewicht zu kommen. Was die westliche Medizin aus dem Auge verloren hat, ist das große Ganze, sind die drei Ebenen, auf denen Heilung geschieht: Körper, Seele bzw. Bewusstsein und Geist. Wenn alles im Einklang ist, sind wir gesund. Für Ihre Gesundheit müssen Sie selbst etwas tun, es genügt nicht, die Verantwortung an Ärzte zu delegieren und sich Pillen verschreiben zu lassen (oder Nahrungsergänzungsmittel einzunehmen), ohne sein Leben umzustellen, denn irgendetwas ist ja schief gelaufen, das ist die Botschaft Ihres Körpers bei jeder Erkrankung. Es liegt in Ihren Händen, in Ihrer Verantwortung, und wenn es darum geht, gesund zu bleiben, spielt neben anderen Faktoren der Lebensstil eine große Rolle.

In der TCM werden keine Krankheiten bekämpft, die ärztliche Kunst besteht darin, den Patienten (vor allem präventiv!) dabei zu unterstützen, ins Gleichgewicht zu kommen. *Homöostase* ist der Begriff dafür in der westlichen Biologie, Medizin und Psychologie. Das Wort stammt aus dem Lateinischen und setzt sich aus „homois“ und „stasis“ zusammen. Das bedeutet so viel wie „gleich“ und „bleibender Zustand“. Homöostase umschreibt also vereinfacht ausgedrückt das innere Gleichgewicht. Die meisten Menschen sind in dieser anspruchsvollen Zeit nicht mehr im Gleichgewicht, aus chinesischer Sicht haben sie ihre Mitte verloren, und wer nicht in seiner Mitte ist, wird krank.

Was ist nun aus chinesischer Sicht die Mitte? Sie steht für die Organe Magen und Milz, wobei die Milz eine besondere Rolle spielt. Die Milz, unser Zentrum, sorgt dafür, dass es allen Organen im Körper gut geht. In seinem sehr empfehlenswerten Buch »Die Heilung der Mitte«[1] vergleicht der Arzt Georg Weidinger die Milz mit einer alleinerziehenden

Mutter von zehn Kindern, die zehn Kinder sind die laut TCM anderen wichtigen Organe. Eine geschwächte Milz erzeugt wenig Qi, sie sammelt Feuchtigkeit und Schleim. Feuchtigkeit erstickt das Qi, das macht müde, träge, lethargisch und bedeutet ein schwaches Immunsystem sowie eine schwache Blutbildung. Aus Sicht der TCM ist, wie schon beschrieben, Feuchtigkeit an den meisten schweren Erkrankungen beteiligt, weshalb man bei Tumor- und Autoimmunerkrankungen versucht, Feuchtigkeit auszuleiten bzw. zu verringern. Dass bei so vielen Menschen die Milz, also die Mitte, geschwächt ist, hat aus Weidingers Sicht mit der Lebensführung zu tun, es kommt daher, dass viele Menschen die meisten Zeit des Tages sitzend am PC verbringen, sich schlecht ernähren und zudem schlecht atmen. Die Milz kann nicht mehr verdauen und sagt, *„Ich bin sooo müde“*, womit sie uns zwingen möchte, in die Ruhe zu kommen.

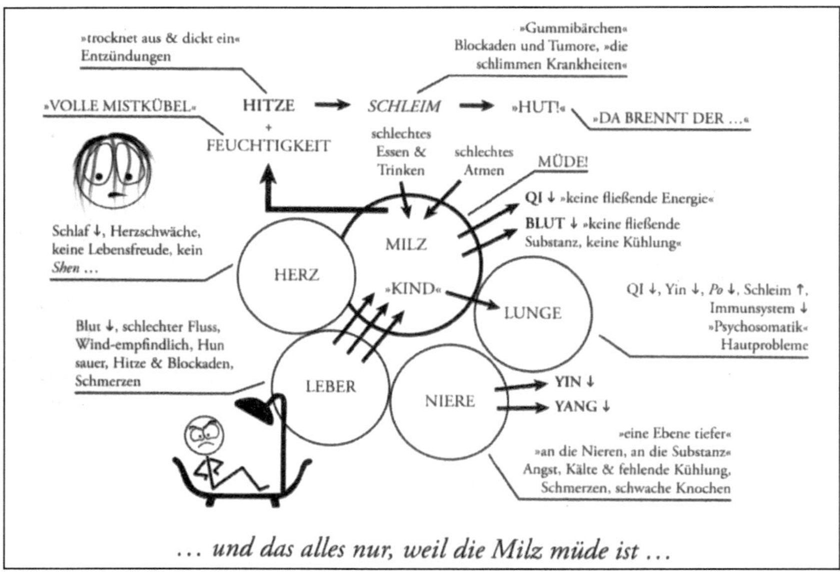

Abb. 56: Alarmstufe rot! Lebergeist Hun ist stocksauer, weil er in der fast leeren Badewanne friert.

Was uns ebenfalls aus der Mitte bringt, ist Stress, der die Leber schwächt. Was dann passiert, beschreibt der TCM-Mediziner Weidinger bildhaft und mit herzerfrischendem Humor:

„Die Chinesen sagen: ‚Die Leber sorgt für den glatten Fluss aller Dinge' und ‚Die Leber verwaltet das Blut' und ‚In der Leber lebt der Geist Hun.' Der Hun sitzt in seiner Badewanne und ist stinksauer. Warum ist er stinksauer? Weil er in einer fast leeren Badewanne sitzt. Er wäre es nicht, wenn die Milz genug Blut produzieren würde, sodass seine Badewanne gut mit Blut angefüllt wäre. Aber die Milz ist ja müde und bevorzugt es derzeit, Abfall (Feuchtigkeit und Schleim) zu produzieren anstelle von dem, was sie eigentlich in ausreichender Menge herstellen sollte: Qi und Blut. Und da die Milz zu müde ist, um genug Blut zu produzieren, sitzt der Hun in einer fast leeren Badewanne. Sie wissen, wie man sich fühlt, wenn man nass in einer fast leeren Badewanne sitzt und jemand macht die Tür auf: ‚Mach schnell die Tür zu, es ziiiiiieht!' Und wenn derjenige die Tür nicht gleich zumacht, werden Sie stinksauer! Dieser Zug durch die offene Badezimmertür ist Wind, und die Leber hasst Wind, der Hu hasst Wind. Wind ist nichts anderes als Stress. Stress ist also (viel) Wind (um nichts…!) Und der Hun steigt aus seiner Badewanne – wozu soll er denn noch in einer leeren Badewanne sitzen bleiben – und geht zur Milz und sagt: ‚Du blöde Milz! Du machst zu wenig Blut, und deshalb sitze ich in einer leeren Badewanne!', worauf die Milz antwortet: ‚Ich bin aber so müde … und wenn du mich jetzt auch noch sekkierst, kann ich noch weniger arbeiten, noch weniger Qi und Blut erzeugen!' Jetzt wird der Hun erst so richtig sauer! Er tobt! Er schlägt um sich! Und dabei erwischt er die verschiedensten

Organe im Körper. Er schlägt zum Beispiel auf den Magen, der dann auch sauer wird und sagt: ‚Wie komme ich dazu, dass du mich schlägst? Immer komme ich zum Handkuss! Die Milz macht Probleme, und ich zahl wieder einmal die Rechnung...! Der Mensch, in dem sich das alles gerade abspielt, nennen wir ihn Kurt, bekommt einen sauren Magen mit Aufstoßen und Entzündung im Magen (Gastritis), vielleicht sogar bis zum Magengeschwür.“

Weidinger beschreibt, wie der wütende Hun weiter um sich schlägt und beispielsweise die Lunge schädigt, was Kurt anfällig macht für weitere Erkrankungen wie grippale Infekte oder Asthma Bronchiale oder ständige Nebenhöhlenentzündungen oder eine Lungenentzündung, er ist überhaupt nicht mehr belastbar. Sein trostloser Zustand geht Kurt an die Nieren, an seine Substanz, er ist ein Häufchen Elend. Das ist ein klassischer Burnout, das Endstadium von Stress, verursacht durch eine schwache Mitte. Das macht anfällig für alle möglichen Krankheiten *„vom Scheitel bis zur Zehe“* – so Weidinger. *„Alles, was im Körper schiefgeht, wird auch schiefgehen.“*

Vielleicht erkennt mancher von Ihnen, liebe Leserinnen und Leser, sich in dieser Beschreibung – zumindest teilweise – wieder. In einer solchen Situation kann der Vitalpilz Cordyceps sehr gut zur Regeneration beitragen, doch Sie sollten sich nicht allein darauf verlassen, denn Sie wissen ja: Nichts und niemand kann Sie heilen, Sie selbst sind Ihr bester Heiler, und Sie müssen selbst etwas dafür tun. Wenn es Ihnen nicht gutgeht, kann es sinnvoll sein, Ihre Lebensführung zu überdenken und die Tipps aus der TCM für eine starke Mitte zu beherzigen:

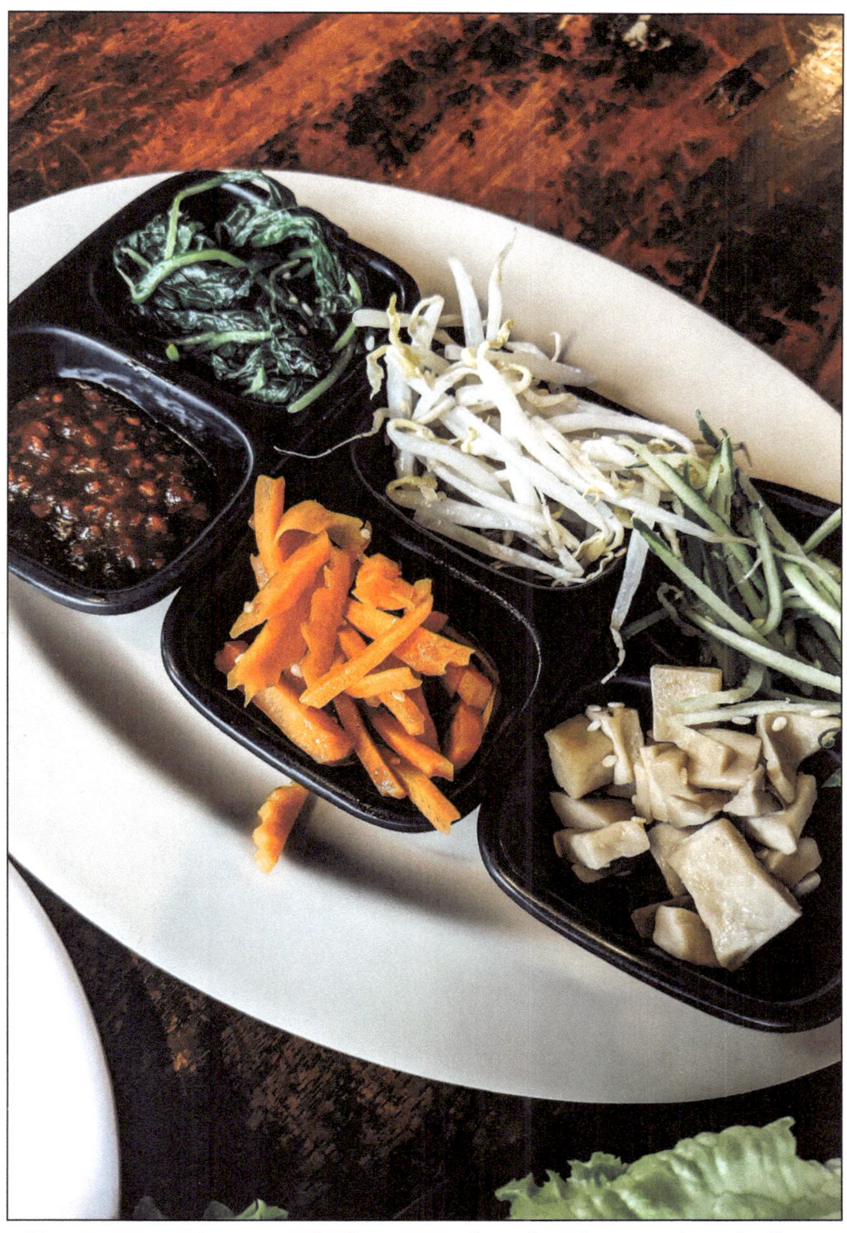

Abb. 57: *„Eure Nahrungsmittel sollen eure Heilmittel, und eure Heilmittel sollen eure Nahrungsmittel sein."* Hippokrates

- Möglichst ein warmes Frühstück zu sich nehmen, dann benötigt der Körper keine Energie, um das Kalte auf Körpertemperatur zu erwärmen.
- Gründlich kauen und langsam essen, und zwar nach Möglichkeit zwei warme Mahlzeiten am Tag. (Der Trick für Smoothie- oder Salat-Fans: Vorher eine warme Suppe oder Brühe zu sich nehmen oder etwas heißes Ingwerwasser.)
- Nicht zu trocken, statt zu viel Brot lieber Suppen oder saftige Eintöpfe essen.
- Überwiegend warme Getränke trinken.
- Wenn möglich, vor 18 Uhr zu Abend essen, wenn es später wird, auf leichte, warme Nahrung achten.
- Lebensmittel haben laut TCM eine thermische Wirkung, sie können kühlen oder wärmen. Nach Möglichkeit wärmende Lebensmittel essen wie Reis, Getreide, bestimmte Nüsse, Fenchel, Honig, und wärmende Gewürze wie Zimt, Anis, Muskat, Kardamom, Nelken oder Rosmarin verwenden. Als spezielle wärmende Lebensmittel gelten auch Lamm- und Wildfleisch oder Seefisch wie Lachs, außerdem Wurzelgemüse wie Karotten, rote Beete, Sellerie, Radieschen. Rotkohl, Kohl und Kürbis sind ebenfalls wärmende Gemüsesorten.
- Genügend gute, gesunde pflanzliche Fette wie Oliven-, Lein-, Walnussöl essen.
- Möglichst auf Milchprodukte verzichten, weil sie kühlend und schleimbildend wirken.
- Unbedingt industriell verarbeitete Nahrungsmittel vermeiden, weil es jede Menge Energie kostet, die Unmengen an schädlichen Zusatzstoffen wieder loszuwerden.

- Sich zwischendurch kleine Pausen gönnen und Auszeiten nehmen – und sich mit Dingen beschäftigen, die nicht nur dem Körper, sondern auch Geist und Seele guttun: Spaziergänge, Lesen, Yoga, Meditation…
- Abends nicht zu spät ins Bett gehen. Aus Sicht der TCM ist der Schlaf vor Mitternacht der erholsamste.[2]

Und … denken Sie bitte nicht lange darüber nach, ob es funktionieren wird, Grübeln schwächt die Milz ☺, dann wird der Hun wieder sauer und … na ja, Sie wissen schon! Handeln Sie, übernehmen Sie Verantwortung für Ihre Gesundheit! Wenn Sie lieb sind zu Ihrer Milz, wird sie lächeln, und Ihre Mitte wird stark werden. Und dann wird der Tag kommen, an dem Sie nicht wie getrieben von einem bösen Geist Süßigkeiten und Junk Food in sich hineinstopfen und sich durch die TV-Programme zappen, um abschalten zu können. Sie werden wieder Ihren Instinkten vertrauen können und ganz genau spüren, was Ihnen gut tut und was nicht.

„Wer neu anfangen will, soll es sofort tun, denn eine überwundene Schwierigkeit vermeidet hundert neue.“

Konfuzius

…Und weil Heilung nicht nur auf der materiellen, sondern auch auf der feinstofflichen Ebene geschieht, möchte ich Ihnen zum guten Schluss einen Weisheitscode auf den Weg geben, eines von vielen Gebeten, die laut oder im Stillen gesprochen seit Menschengedenken dabei unterstützen, schwierige Momente im Leben zu bewältigen. *„Das Gebet der Schönheit“* habe ich Gregg Bradons Buch »Die Weisheits-Codes«[3] gefunden neben vielen anderen kraftvollen Gebeten aus den verschiedensten Epochen und Kulturen. Es lautet:

Die Schönheit, mit der ich lebe,
die Schönheit, durch die ich lebe,
die Schönheit, auf die ich mein Leben gründe.

Das Gebet ist 400 Jahre alt und stammt aus einer Zeit, in der die Navajo-Familien des amerikanischen Südwestens aufgrund vieler Herausforderungen die Notwendigkeit erkannten – Zitat Gregg Bradon: „...*ihren inneren Schmerz zu transformieren, um die rauen Bedingungen ihrer äußeren Welt aushalten und transzendieren zu können. Ihr Überleben hing davon ab.*" Wir leben in einer Zeit, die uns in unseren Grundfesten erschüttert und täglich an unsere Grenzen bringt. Durch Gebete finden wir einen emotionalen Anker, der es uns ermöglicht, hinauszuwachsen über das, was uns verletzt hat, schreibt Gregg Bradon. Verbinden Sie sich mehrmals täglich mit Ihrem Herzen und sprechen Sie das Gebet laut oder im Stillen als Affirmation. Wenn Sie es mit Dank verbinden, kann es noch kraftvoller sein:

Danke für die Schönheit und die Gesundheit,
mit der ich lebe und durch die ich lebe
und auf die ich mein Leben gründe.

Mit der Zeit vernetzen sich Ihre Neuronen neu, das versetzt Sie in die Lage, Perspektiven zu erkennen, die über das hinausgehen, was Ihnen im Augenblick als chaotisch, unzumutbar oder unerträglich erscheint. **Machen Sie die Schönheit zum Maßstab für Ihr Leben!**

„Das Leben ist unsere Chance, die Schönheit zu suchen und die Schönheit zu umarmen, die wir in allen Dingen entdecken – von den tiefsten Verletzungen bis zu den größten Freuden."[4]

Ich wünsche Ihnen aus tiefstem Herzen gutes Gelingen für Ihren Weg zurück in Ihre Mitte!

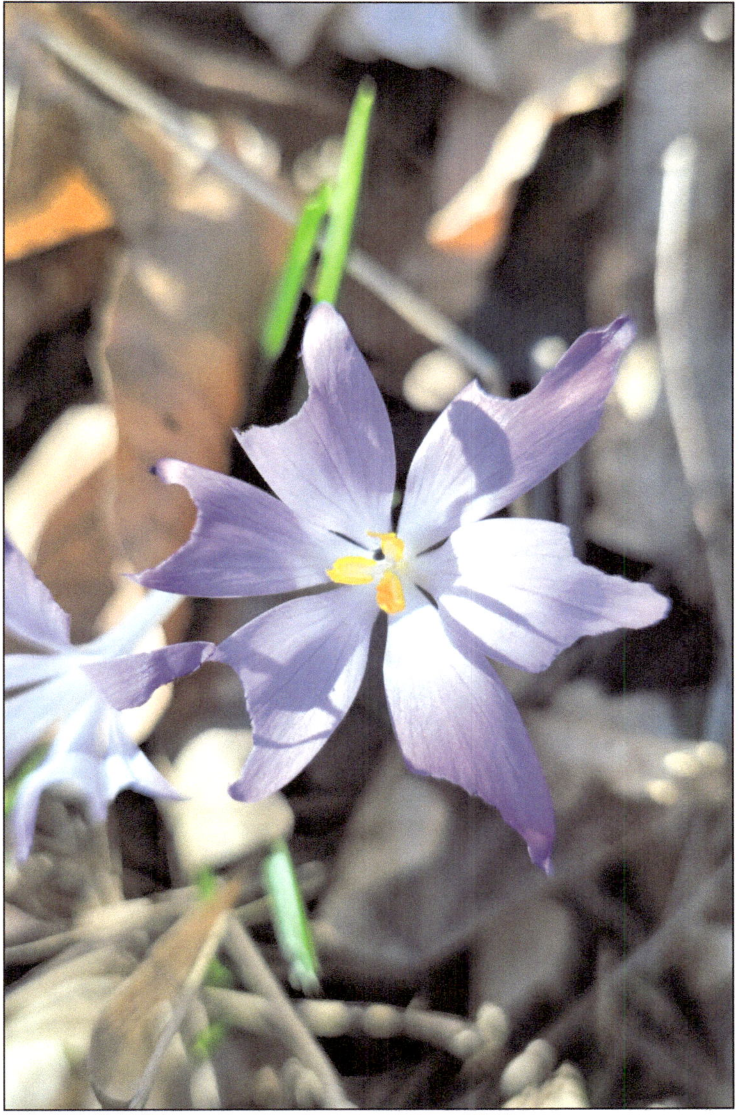

Abb. 58: Schöpfen Sie Kraft aus der Schönheit!

Und zum Schluss ein Hauch vom GEIST DES PILZES

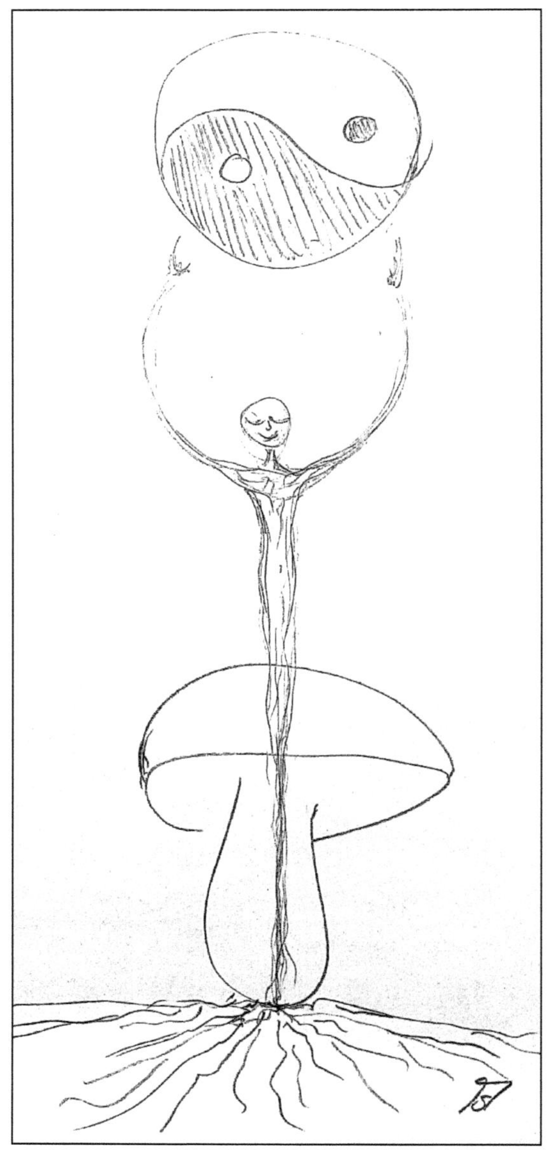

Abb. 59: Zeichnung von Michaela Scholz

Ansprechpartner

Dr. Matthias Kraft

BioMed Fachklinik für Onkologie, Immunologie und Hyperthermie, Bad Bergzabern
+49-06343-705678
medinfo@biomed-klinik.de

Jörg Rinne

Heilpraktiker, Schwerpunkt chronische Erkrankungen und biologische Krebsabwehr, Blutdiagnostik
www.praxis-rinne.de

Buchtipp: »Tumore fallen nicht vom Himmel: Entstehung und Prävention von Krebs«, Synergia 2009

Dr. Arnold Zilly

Venlo University B.V.
Faculty of Human Medicine

Biologische Krebsabwehr und Mitochondrien-Therapie
Rohrbacher Str. 53, 69115 Heidelberg
Telefon: +49-6221-22634

Buchtipp: »Moderne Medizin und Wunderheilung«, Novum pro 2019

Gesellschaft für Vitalpilzkunde e.V.

Parkstraße 14
86462 Langweid-Foret
www.vitalpilze.de
info@vitalpilze.de
Hotline: +49-821-90786322

Institut Myko Troph – Natürlich gesund

Forschung und Beratung zur gesundheitsfördernden Wirkung der Vitalpilze, mykotherapeutische Schulung von Ärzten, Heilpraktikern und Therapeutenanwärtern.

Kostenlose Telefonberatung: +49-40-334686-300

Literatur- und Quellenverzeichnis

Einleitung

(1) Thali, Trudi; »Lichtbahnen Selbstheilung – Entfaltung des Lichtbewusstseins«, Windpferd. 2. Auflage 2007

Kapitel 1: Gesund alt werden

(2) www.taichianer.at/die-bedeutung-des-gelben-kaisers/
(3) Lorenzen, Udo, Noll Andreas; »Die Wandlungsphasen der traditionellen chinesischen Medizin – Band 5, Wandlungsphase Wasser«, Verlag Müller & Steinicke, München 2000

Kapitel 2: Cordyceps, der Power-Cocktail

(1) Roy, Dr. Nina med. TCM your life; »Die Heilkraft der Chinesischen Medizin einfach und lebensnah«, Knaur Balance, 1. Auflage März 2022
(2) Villoldo, Alberto. »Erneuere Deinen Körper«, Arkana, 1. Auflage 2021
(3) Roy, Dr. Nina med; »TCM your life«
(4) www.gesundheit-news.at/narkosen-und-vitamin-b12-mangel/
(5) https://hormonie.org/nebenniere/
(6) Fleck, Dr. med. Anne. »Energy! Der gesunde Weg aus dem Müdigkeitslabyrinth«, dtv März 2021
(7) www.zentrum-der-gesundheit.de/ernaehrung/lebensmittel/pilze-uebersicht/cordyceps
(8) Warnke, Ulrich; »Bionische Regeneration. Das Altern aufhalten mit den geheimen Strategien der Natur«, Goldmann, 1. Auflage 2017
(9) Clayton, Paul, Dr.; »Stärken Sie Ihr Immunsystem. Wie man Infektionen, Allergien und Autoimmunerkrankungen bekämpft. Evidenzbasierte Pharmaco-Nutrition«, Paul Clayton Education Ltd., Oxford 2020
(10) Von Eschbach, Constanze; »Rhodiola rosea. Heilende und stärkende Energie für Körper und Seele«, Kopp, 1. Auflage Dezember 2018
(11) https://adaptogene.de/cordyceps/
(12) Gruber, Mag. Dr. Gerhard; »Vitalpilze und ihre Kraft, Copyright Gerhard Gruber 2016
(13) Mycology News; »Medizinisch wirksame Pilze in der modernen Therapie«, Aneid Press, September 07
(14) Warnke, Ulrich; »Bionische Regeneration«
(15) https://docplayer.org/72324069-Vitalpilze-und-ihre-kraft.htm
(16) www.dr-kappl.de/oxymel-cordyceps-dr-kappl/

(17) Yi, X., Xi-zhen, H. & Jia-shi, Z.; »Randomized double-blind placebo-controlled clinical trial and assessment of fermentation product of Cordyceps sinensis (Cs-4) in enhancing aerobic capacity and respiratory function of the healthy elderly volunteers«
Chin. J. Integr. Med. 10, 187–192 (2004)
(18) www.ncbi.nlm.nih.gov/pmc/articles/PMC4284936/
(19) www.focus.de/gesundheit/ratgeber/depression/therapie/schweres-geschuetz-mao-hemmer_id_1896492.html
(20) www.marathonfitness.de/cordyceps-wirkung-dosierung-erfahrungen-nebenwirkungen/
(21) https://pubmed.ncbi.nlm.nih.gov/24047103/
(22) https://pubmed.ncbi.nlm.nih.gov/25251930/
(23) www.team-andro.com/pilze-bodybuilder.html
(24) www.aerzteblatt.de/nachrichten/48657/Multiple-Sklerose-Epstein-Barr-Viren-triggert-Entzuendungsreaktion)
(25) https://pubmed.ncbi.nlm.nih.gov/8643052/
(26) www.aerztezeitung.de/medizin/krankheiten/infektionskrankheiten/article/929743/virusproteine-epstein-barr-viren-krebs-ausloesen-koennen.html
(27) https://pubmed.ncbi.nlm.nih.gov/25621301/
(28) https://pubmed.ncbi.nlm.nih.gov/27063964/
(29) https://pubmed.ncbi.nlm.nih.gov/34420502/
(30) https://pubmed.ncbi.nlm.nih.gov/25037880/
(31) https://pubmed.ncbi.nlm.nih.gov/24063008/
(32) www.carstens-stiftung.de/artikel/rosenwurz-macht-die-lunge-frei.html
(33) https://ichgcp.net/de/clinical-trials-registry/NCT02242461
(33) https://vitalinstitut.net/cordyceps
(35) www.medi.de/diagnose-therapie/osteoporose/krankheitsbild-osteoporose/
(36) www.sciencedirect.com/science/article/pii/S0753332220301827?via%3Dihub
(37) https://pubmed.ncbi.nlm.nih.gov/21196698/
(38) https://pubmed.ncbi.nlm.nih.gov/33289334/
(39) https://pubmed.ncbi.nlm.nih.gov/21344859/
(40) www.ncbi.nlm.nih.gov/pmc/articles/PMC5274677/

Kapitel 3: Cordyceps in der Tumortherapie

(1) https://philosophia-perennis.com/2022/12/02/wie-ein-lauffeuer-top-onkologe-turbokrebs-nach-mrna-covid19-spritzen/

(2) Germann, Peter; Schlutt, Uwe; »Vitalpilze. Kraft aus der Natur«, PhytAro Heilpflanzenschule, Dortmund, Mai 2021

(3) Lück-Knobloch, Heide; (Red.) »Forschungsarbeiten „Antikrebs-Mechanismen von Vitalpilzen«, Vitalpilz-Telegramm Sonderausgabe ONKOLOGIE, Agentur ComMa's, Bad Bergzabern

(4) Zais, Dr. Ortwin; »Der Einfluss von Heilpilzen in der Onkologie. Aktuelle Studien belegen positive Effekte.Sonderdruck Heilpilze«, November 2017, Co.med,
https://spitzen-praevention.com/wp-content/uploads/2021/11/005.-Sonderdruck_CO.Med_Einfluss-der-Heilpilze-in-der-Onkologie_Dr.-Zais.pdf

(5) »Medizinalpilze in der ganzheitlichen Krebstherapie«, Georg Thieme Verlag KG, 2016
https://spitzen-praevention.com/wp-content/uploads/2021/11/007.-Sonderdruck_HAUG-Report_Medizinalpilze-in-der-ganzheitlichen-Krebstherapie.pdf

(6) »Chinese Cordyceps: Bioactive Components, Antitumor Effects and Underlying Mechanism-A Review«
https://pubmed.ncbi.nlm.nih.gov/36235111/ Oktober 2022

(7) https://cordis.europa.eu/article/id/31619-study-finds-mushroom-derived-drug-may-help-fight-cancer/de

(8) www.researchgate.net/profile/Jian-Hui-Xiao/publication/23656711_Secondary_Metabolites_from_Cordyceps_Species_and_Their_Antitumor_Activity_Studies/links/5524e0d70cf22e181e73b042/Secondary-Metabolites-from-Cordyceps-Species-and-Their-Antitumor-Activity-Studies.pdf

(9) www.sciencedirect.com/science/article/pii/S1347861314000024

(10) https://pubmed.ncbi.nlm.nih.gov/30108453/

(11) https://scholar.google.de/scholar?q=Liu,+Wei-Chung+et+al.+%E2%80%9CCordyceps+Sinensis+Health+Supplement+Enhances+Recovery+f&hl=de&as_sdt=0&as_vis=1&oi=scholart

(12) www.forij.co/blogs/mushrooms/medicinal-mushrooms-bladder-cancer

(13) https://pubmed.ncbi.nlm.nih.gov/21933677/

(14) https://pubmed.ncbi.nlm.nih.gov/35305385/

(15) https://pubmed.ncbi.nlm.nih.gov/28895407/

(16) Cordycepin Induced MA-10 Mouse Leydig Tumor Cell Apoptosis through Caspase-9 Pathway
www.hindawi.com/journals/ecam/2011/984537/
(17) https://pubmed.ncbi.nlm.nih.gov/22544231/
(18) www.jstage.jst.go.jp/article/jjp/79/3/79_3_335/_article/-char/ja/
(19) www.sciencedirect.com/science/article/abs/pii/S0944711314003006
(20) https://pubmed.ncbi.nlm.nih.gov/29933683/
(21) https://pubmed.ncbi.nlm.nih.gov/18084742/
(22) https://bmccomplementmedtherapies.biomedcentral.com/articles/10.1186/s12906-019-2780-5 (Ovarialkarzinom)
(23) www.dovepress.com/cordycepin-induces-apoptosis-in-human-pancreatic-cancer-cells-via-the--peer-reviewed-fulltext-article-OTT
(24) www.spandidos-publications.com/10.3892/ijo.2013.1762?elq=1ffa1af5573d46a9abb6a12b7ca25607
(25) https://pubmed.ncbi.nlm.nih.gov/32422358/
(26) www.tandfonline.com/doi/abs/10.1080/01635581.2018.1504091?journalCode=hnuc20
(27) Cordycepin Inhibits Triple-Negative Breast Cancer Cell Migration and Invasion by Regulating EMT-TFs SLUG, TWIST1, SNAIL1, and ZEB1 - PubMed (nih.gov)2022 Jun 14
(28) »Cordycepin, a Natural Antineoplastic Agent, Induces Apoptosis of Breast Cancer Cells via Caspase-dependent Pathways« - PubMed (nih.gov) 2016

3.2. Arnold Zilly: Aspekte der alternativen Tumortherapie

(1) https://www1.wdr.de/daserste/monitor/sendungen/krebsmedikamente-100.html

3.5. Exkurs: Aromatherapie und transdermale Anwendung

(1) https://dieunbestechlichen.com/2019/01/aromatherapie-feinstoffliche-heilung-auf-allen-ebenen-inkl-tipps-fuer-die-anwendung-zuhause/
(2) Wagner, Vera; »Weihrauch – das Elixier der Heilung«, Synergia-Verlag Roßdorf, 2018
(3) Hozzel, Dr. Malte; »Die Krise der Evolution. Gesundheit, Geist und ätherische Öle«, In: Ganzheitliche Aromatherapie, Ayus GmbH, Bühl
(4) Ebenda
(5) https://news.rub.de/presseinformationen/wissenschaft/2018-05-29-riechforschung-duftrezeptor-als-angriffsziel-fuer-blasenkrebs-therapie

(6) https://news.rub.de/presseinformationen/wissenschaft/2017-03-20-riechrezeptoren-neue-angriffsziele-darmkrebszellen-entdeckt
(7) https://news.rub.de/presseinformationen/wissenschaft/2018-05-29-riechforschung-duftrezeptor-als-angriffsziel-fuer-blasenkrebs-therapie
(8) https://pubmed.ncbi.nlm.nih.gov/12860272/
(9) Schasteen, Maria L.; »Duftmedizin. Ätherische Öle und ihre therapeutische Anwendung«, Crotona Verlag Amerang, 2. Auflage 2016

Kapitel 4: Wechselwirkungen

(1) www.zentrum-der-gesundheit.de/ernaehrung/lebensmittel/pilze-uebersicht/cordyceps
(2) www.marathonfitness.de/cordyceps-wirkung-dosierung-erfahrungen-nebenwirkungen/#nebenwirkungen

Kapitel 5: Cordyceps in der Tierheilkunde

(1) www.vitalpilze-tiere.de/de/vitalpilze/cordyceps-sinesis
(2) www.mykotroph.de/tiere-cordyceps-sinensis/

Kapitel 6: Magic mushroom!

(1) Bauer, Wolfgang; »Der Fliegenpilz. Geheimnisvoll, giftig und heilsam«, AT-Verlag 2014
(2) www.t-online.de/leben/essen-und-trinken/id_71081120/hallimasch-in-oregon-der-weltgroesste-pilz.html
(3) https://psychonaut.eu/2020/10/29/im-reich-der-pilze/
(4) www.spektrum.de/news/schleimiger-streckenplaner/1019760
(5) Steinecke, Hilke; Schubert, Peter; Pohl-Apel, Gunvor; »Druidenfuß und Hexensessel. Magische Pflanzen«, Sonderheft 38 Palmengarten der Stadt Frankfurt am Main
(6) Bauer, W. Golowin; S. Rätsch, C., Zeerlin, C; »Das Lexikon des Dunklen«, Arun-Verlag 2006
(7) Gruber, Mag. Dr. Gerhard; »Vitalpilze und ihre Kraft«
(8) Bauer, Wolfgang; »Der Fliegenpilz. Geheimnisvoll, giftig und heilsam«, AT-Verlag 2014

Kapitel 8: Der Pilz der Kaiser

(1) Täsch Furger, Marion; »Yartsa gunbu – Die wirtschaftlichen, sozialen und ökologischen Auswirkungen der Sammlung und des Handels des

Raupenkeulenpilzes in Dolpo (Nepal) «, Projektarbeit, Universität Zürich, September 2008.
(2) Focus, Ausgabe 43, 22.10.22, S. 74
(3) https://de.wikipedia.org/wiki/The_Last_of_Us_(Fernsehserie)
(4) Rätsch, Christian; Müller-Ebeling, Claudia; »Lexikon der Liebesmittel. AT-Verlag 2003
(5) WWF Fachbereich Biodiversität. Hintergrundinformation Tibetischer Raupenkeulenpilz. Dezember 2007
(6) Täsch Furger, Marion; »Yartsa gunbu«
(7) WWF Fachbereich Biodiversität
(8) www.mykotroph.de/heilpilze/
(9) www.paracelsus.de/magazin/ausgabe/202103/judasohren-und-andere-wunder

Kapitel 9: Therapeutische Erfahrungen

(1) https://flexikon.doccheck.com/de/Myelodysplastisches_Syndrom
(2) https://flexikon.doccheck.com/de/Lymphopenie
(3) GANZIMMUN DIAGNOSTICS AG. Fachinformation 0010. Thiole
(4) www.akuht.ch/media/geschichte-der-dunkelfeld-blutdiagnostik.pdf
(5) www.naturundheilen.de/wissensschatz/artikel/dunkelfeldmikroskopie
(6) Bauer, Joachim; Rinne, Jörg; »Was ein Tropfen Blut erzählt… Das HLB-Praxisbuch. Edition Sonne. 4. Auflage März 2016

Kapitel 10: Einnahmeempfehlung

(1) Gruber, Mag. Dr. Gerhard. Vitalpilze und ihre Kraft
(2) www.zentrum-der-gesundheit.de/ernaehrung/lebensmittel/pilze-uebersicht/cordyceps

Kapitel 11: Müde Milz, müder Mensch

(1) Wiedinger, Dr. med. Georg; »Die Heilung der Mitte. Die Kraft der Traditionellen Chinesischen Medizin«, Verlag Ennsthaler, Steyr. 9. Auflage 2019
(2) Ebenda
(3) Bradon, Gregg; »Die Weisheitscodes: Uralte Energiemuster, die unser Gehirn neu vernetzen und unser Herz heilen«, Momanda GmbH, Rosenheim. 2020
(4) Ebenda

Bildquellen

1. https://pixabay.com/de/vectors/drachen-ying-yang-kreis-schwarz-34167/
2. https://en.wikipedia.org/w/index.php?title=File:The_Su_Wen_of_the_Huangdi_Neijing.djvu&page=3
3. https://pixabay.com/de/illustrations/yin-yang-daoismus-dualit%c3%a4t-3361625/
4. https://pixabay.com/de/photos/tai-chi-taiji-kampfsport-qi-gong-1678125/ (Qi)
5. https://pixabay.com/de/photos/coronavirus-maske-quarant%c3%a4ne%2c-virus-5155431/ (Stress Nebenniere)
6. iStock-956108762; www.istockphoto.com/de/foto/ophiocordyceps-sinensis-oder-pilz-cordyceps-dies-ist-ein-kr%C3%A4uter-auf-isoliert-gm956108762-261052068
7. www.youtube.com/watch?v=XuKjBIBBAL8)
8. www.youtube.com/watch?v=vijGdWn5-h8)
9. www.youtube.com/watch?v=vijGdWn5-h8)
10. https://pixabay.com/de/vectors/yin-yang-symbol-unterzeichnen-25071/
11. https://pixabay.com/de/photos/himalaya-yak-berge-tier-himalaya-4690021/
12. https://pixabay.com/de/photos/zusammen-laufen-marathon-spiele-3441824/
13. https://pixabay.com/de/illustrations/virus-mikroskop-infektion-krankheit-4030721/
14. https://pixabay.com/de/photos/medizin-kind-krank-wurde-krank-5185733/
15. Meerrettich – iStock-Foto: Goethe biotechnology
16. Von Eschbach, Constanze; »Rhodiola rosea, Kopp Verlag Dezember 2018
17. https://pixabay.com/de/photos/apotheke-alt-mischen-asien-trinken-2252534/
18. Jörg Rinne
19. Grillparzer, Marion. Körperwissen. GU, Dezember 2006
20. Ebenda
21. Broll, Brandon; »Reise durch den Mikrokosmos. National Geographic. CLP Publishing Ltd. London, 2006

22. https://pixabay.com/de/photos/hydrosol-flasche-aromatherapie-939216/
23. https://pixabay.com/de/photos/cordyceps-pilze-kr%c3%a4uter-getrocknet-6540183/
24. https://pixabay.com/de/photos/hund-tier%c3%a4rztlich-haustier-tier-1912874/
25. Vera Wagner
26. Bauer, Wolfgang; »Der Fliegenpilz. Geheimnisvoll, giftig und heilsam«, AT-Verlag 2014
27. Ebenda
28. Steinecke, Hilke. Schubert, Peter; Pohl-Apel, Gunvor; »Druidenfuß und Hexensessel«
29. Rätsch, Christian; Müller-Ebeling, Claudia; »Lexikon der Liebesmittel«, AT-Verlag 2003
30. www.bodhisat.net
31. https://pixabay.com/de/photos/cordyceps-medizinisch-pilze-natur-7391944/
32. https://pixabay.com/de/photos/cordyceps-pilze-pilze-medizinisch-6540180/
33. https://pixabay.com/de/photos/cordyceps-pille-erl%c3%b6sung-279854/
34. bis 39. www.youtube.com/watch?v=HgctMBcoQ1E
40. https://pixabay.com/de/illustrations/rote-blutk%c3%b6rperchen-blutgef%c3%a4%c3%9f-rohr-4302093/
41. bis 51. Jörg Rinne
52. Mika Radan
53. Vera Wagner
54. https://pixabay.com/de/photos/flasche-medizin-apotheke-arsens%c3%a4ure-1503897/
55. https://pixabay.com/de/illustrations/meditation-spirituell-yoga-1384758/
56. Wiedinger, Dr. med. Georg; »Die Heilung der Mitte. Die Kraft der Traditionellen Chinesischen Medizin«, Verlag Ennsthaler, Steyr. 9. Auflage 2019
57. https://pixabay.com/de/photos/essen-foodie-mahlzeit-gericht-7443233/
58. Vera Wagner
59. Michaela Scholz

Autorenbild: Mika Radan

Über die Autorin

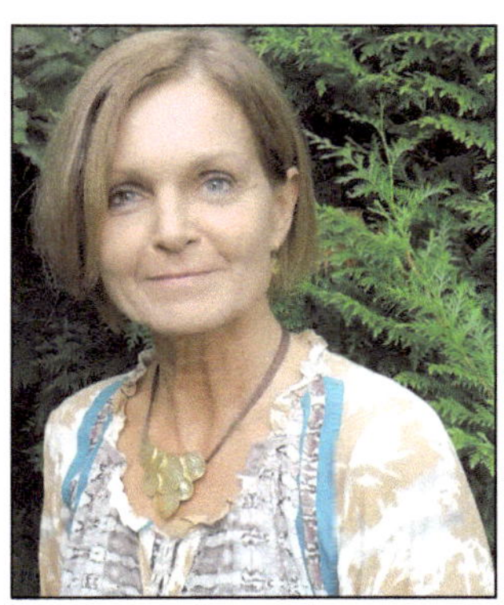

Vera Christiane Wagner (M.A.) ist Autorin und Beraterin mit den Schwerpunkten Ernährung und komplementäre Heilkunde.
In ihrem Buch »Weihrauch das Elixier der Heilung« (Synergia-Verlag, 2018) schrieb sie über das älteste Heilmittel der Welt. In »Iss richtig oder stirb« (Amadeus Verlag, 2020) beleuchtet Vera Wagner die Zusammenhänge zwischen Gesundheit und Ernährung und die Tricks und Manipulationen einer mächtigen Nahrungsmittelindustrie. In »Wenn das die Patienten wüssten« (Amadeus Verlag, 2021) ergründet sie gemeinsam mit Jan van Helsing, was falsch läuft im ökonomisierten Gesundheits(un)wesen und wie Heilung gelingen kann.

Sie stellt kompetente und kreative Therapeuten vor, die über den Tellerrand der auf High Tech und Big Pharma fokussierten „modernen" Medizin hinausschauen und ihre Patienten individuell und ganzheitlich behandeln. Ein Buchkapitel ist komplementären Tumortherapien gewidmet.

Kontakt:
www.weihrauchplus.de
info@weihrauchplus.de

WENN DAS DIE PATIENTEN WÜSSTEN

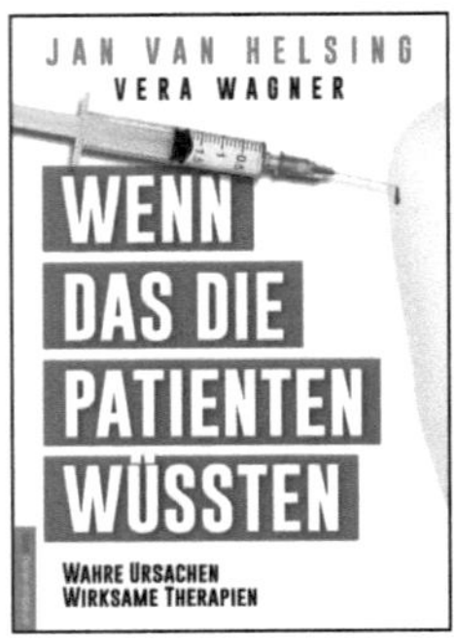

Vera Wagner Jan van Helsing

Geld oder Gesundheit? Mensch oder Fallpauschale? Worum geht es in unserem Gesundheits-System? Warum sterben immer noch unendlich viele Menschen elend an Krebs, der Krankheit, deren konventionelle Behandlung horrende Summen verschlingt? Weil die wahren Ursachen das medizinische Establishment nur selten interessieren. Weil es bei der konventionellen Krebstherapie nicht um Heilung, sondern ums Geld geht, das ist die perfide Regel, nach der dieses System funktioniert. Bestimmte Dinge laufen nach dem immer gleichen Prinzip ab: Jemand entdeckt eine Krankheitsursache oder entwickelt eine vielversprechende Heilmethode, das Wissenschafts-Establishment will nichts davon wissen. Den Patienten bleibt nichts anderes übrig, als sich selbst auf die Suche zu machen nach wahren Ursachen und wahren Heilern. Sie finden sie oft in einer Welt jenseits des medizinischen Mainstreams, einer Welt, in der von Schulmedizinern aufgegebene Patienten die Chance auf ein zweites Leben bekommen.

ISBN 978-3-938656-75-4 • 25,00 Euro

KREBS UND ANDERE SCHWERE KRANKHEITEN...

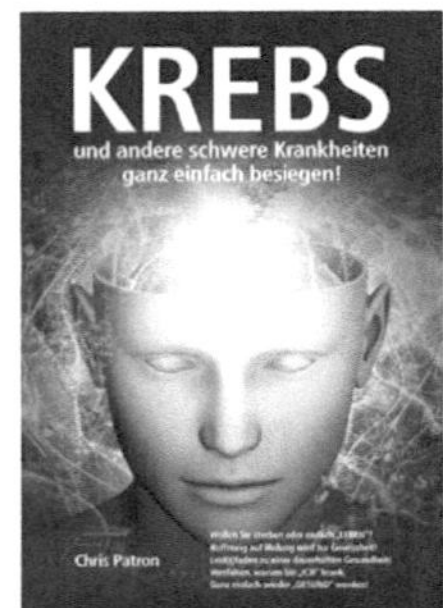

Chris Patron

Mit den Informationen in diesem Buch halten Sie den Schlüssel für eine dauerhafte Gesundheit in Ihren Händen! Sie werden verstehen, warum Sie erkrankt sind und wie Sie ein für alle Mal wieder vollständig gesunden und gesund bleiben, gleich wie schwer Sie auch erkrankt sein mögen. Sie werden verstehen lernen, was die wirklichen Ursachen für Krankheit sind, und dass Krankheit nicht gottgegeben ist, sondern einzig und allein durch Sie, durch Ihr Verhalten oder Ihre Lebensumstände entsteht, begünstigt oder verursacht wird, mit der Ausnahme angeborener Schäden. Sie müssen verinnerlichen und akzeptieren, dass SIE allein die Ursache Ihres körperlichen Zustandes sind, niemand sonst!

Doch so brutal und direkt diese Feststellung auch sein mag, so POSITIV ist sie im Umkehrschluss, denn was nicht gottgegeben ist (Gott kennt keine Krankheiten), sondern allein durch Sie verursacht ist, können auch SIE wieder korrigieren!!! Am Ende dieses Buches werden Sie erleichtert aufatmen, und ein befreiendes Glücksgefühl wird sich einstellen, denn aus der Hoffnung wird Gewissheit geworden sein, Sie haben wieder eine Zukunft. Jede auch noch so schwere Krankheit ist heilbar!

ISBN 978-398562-000-5 • 44,00 Euro

ISS RICHTIG ODER STIRB

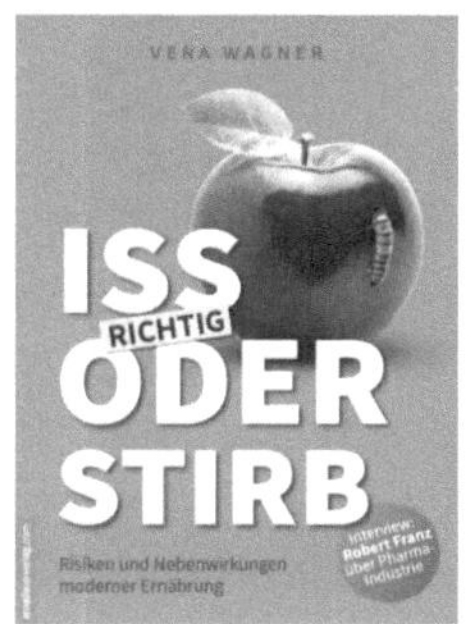

Vera Wagner

Von der Wiege bis zum Pflegebett, von der Babymilch bis zum Menü im Heim: Big Food konditioniert unseren Geschmack. Macht uns krank mit Zucker, Salz und Fett. Vergiftet uns mit toxischen Zusätzen und in High-Tech-Laboren zusammengebrauten Aromen. Und bringt damit viele Menschen ins Grab. Die Nahrung ist für die meisten Todesopfer weltweit verantwortlich, sagt die WHO – und kollaboriert hinter den Kulissen mit den Food-Konzernen. Diejenigen, die Ernährung kontrollieren müssten, haben die Kontrolle abgegeben. Früher wäre es strafbar gewesen, Erdbeergeschmack aus Sägespänen herzustellen. Heute ist es legal.

Die Zeit des Umbruchs ist gekommen, auch beim Thema Ernährung. Ernährungswissenschaftler fordern: Der Grad der industriellen Verarbeitung sollte auf Produkten angegeben werden. Doch wie lange wird es dauern, bis das umgesetzt ist? Sie haben nur eine Chance: Sie müssen die Sache selbst in die Hand nehmen!

ISBN 978-3-938656-57-3 • 24,00 Euro

HANDBUCH FÜR GÖTTER

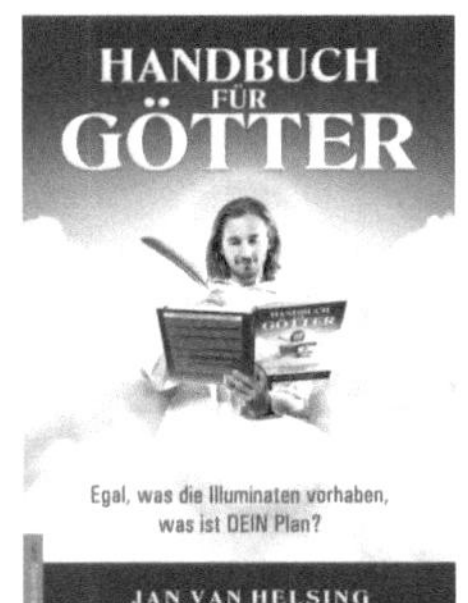

Jan van Helsing

Egal, was die Illuminaten vorhaben, was ist DEIN Plan?

In diesem Buch spricht Jan van Helsing, der bereits im August 2019 über den Corona-Plan informiert war, mit Johannes, einem Hellsichtigen, der sozusagen einen guten „Draht nach oben" hat. Beide gehen der Frage nach, wieso die Mächtigen dieser Welt – die Illuminaten –, die hinter all diesen Szenarien stecken, eine solche Angst haben, dass ihre Machenschaften auffliegen, dass sie deswegen Videos, Bücher sowie Menschen auf dem gesamten Globus zensieren. Wovor haben sie Angst? Die Illuminaten kennen ein Geheimnis, das sie ganz schnell ihrer eigenen Macht berauben würde – hätten die Menschen Kenntnis davon. Es ist etwas, das in jedem von uns verborgen ist, weshalb man uns durch eine gigantische Ablenkungsindustrie davon abhält, uns auf die Suche nach diesem Geheimnis zu machen. Das „Handbuch für Götter" zeigt Möglichkeiten auf, wie jeder Einzelne diese Kraft entdecken und im täglichen Leben zum Einsatz bringen kann.

ISBN 978-3-938656-64-8 • 21,00 Euro

HÄNDE WEG VON DIESEM BUCH!

Schon 200.000 mal verkauft in Deutschland!

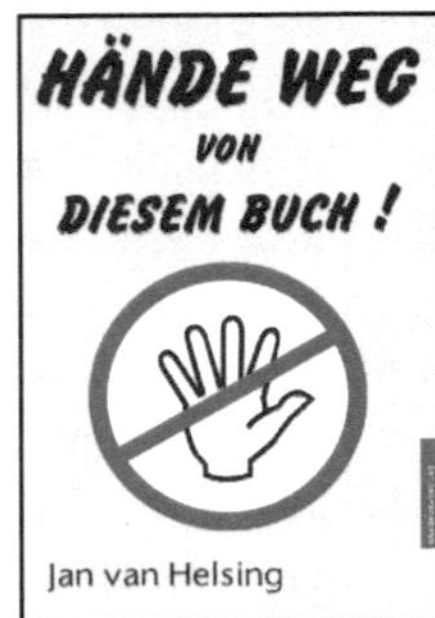

Jan van Helsing

Sie werden sich sicherlich fragen, wieso Sie dieses Buch nicht in die Hand nehmen sollen. Handelt es sich hierbei nur um eine clevere Werbestrategie? Nein, der Rat: **„Hände weg von diesem Buch!"** ist ernst gemeint. Denn nach diesem Buch wird es nicht leicht für Sie sein, so weiterzuleben wie bisher. Heute könnten Sie möglicherweise noch denken: *„Das hatte mir ja keiner gesagt, woher hätte ich denn das auch wissen sollen?"* Heute können Sie vielleicht auch noch meinen, dass Sie als Einzelperson sowieso nichts zu melden haben und nichts verändern können. Nach diesem Buch ist es mit dieser Sichtweise jedoch vorbei! Sollten Sie ein Mensch sein, den Geheimnisse nicht interessieren, der nie den Wunsch nach innerem und äußerem Reichtum verspürt hat, der sich um Erfolg und Gesundheit keine Gedanken macht, dann ist es besser, wenn Sie den gut gemeinten Rat befolgen und Ihre Finger von diesem Buch lassen.

ISBN 978-3-9807106-8-8 • 21,00 Euro

DIE KINDER DES NEUEN JAHRTAUSENDS

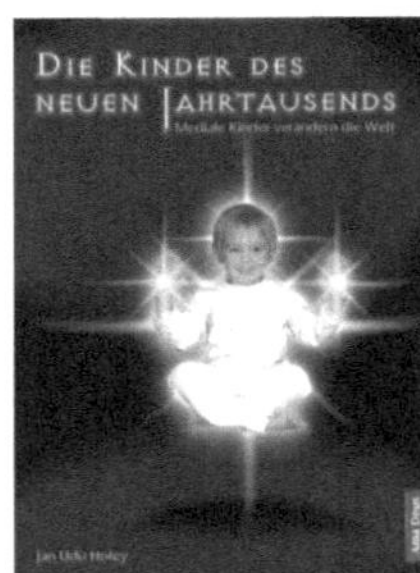

Jan van Helsing

Mediale Kinder verändern die Welt!

Der dreizehnjährige Lorenz sieht seinen verstorbenen Großvater, spricht mit ihm und gibt dessen Hinweise aus dem Jenseits an andere weiter. Kevin kommt ins Bett der Eltern gekrochen und erzählt, dass *„der große Engel wieder am Bett stand"*. Peter ist neun und kann nicht nur die Aura um Lebewesen sehen, sondern auch die Gedanken anderer Menschen lesen. Vladimir liest aus verschlossenen Büchern, und sein Bruder Sergej verbiegt Löffel durch Gedankenkraft.

Ausnahmen, meinen Sie, ein Kind unter tausend, das solche Begabungen hat? Nein, keinesfalls! Wie der Autor in diesem, durch viele Fallbeispiele belebten Buch aufzeigt, schlummern in allen Kindern solche und viele andere Talente, die jedoch überwiegend durch falsche Religions- und Erziehungssysteme, aber auch durch Unachtsamkeit oder fehlende Kenntnis der Eltern übersehen oder gar verdrängt werden. Und das Spannendste an dieser Tatsache ist, dass nicht nur die Anzahl der medial geborenen Kinder enorm steigt, sondern sich auch ihre Fähigkeiten verstärken. Was hat es damit auf sich?

Lauschen wir den spannenden und faszinierenden Berichten über mediale Kinder aus aller Welt.

ISBN 978-3-9807106-4-0 • 23,30 Euro